经方治女病

——姚美玉妇科经验集

姚美玉　主编

全国百佳图书出版单位
中国中医药出版社
·北　京·

图书在版编目（CIP）数据

经方治女病：姚美玉妇科经验集 / 姚美玉主编．—北京：中国中医药出版社，2021.5（2024.8 重印）

ISBN 978 - 7 - 5132 - 6758 - 8

Ⅰ.①经… Ⅱ.①姚… Ⅲ.①中医妇科学－中医临床－经验－中国－现代 Ⅳ.① R271.1

中国版本图书馆 CIP 数据核字（2021）第 030408 号

中国中医药出版社出版

北京经济技术开发区科创十三街 31 号院二区 8 号楼
邮政编码 100176
传真 010-64405721
北京盛通印刷股份有限公司印刷
各地新华书店经销

开本 880 × 1230 1/32 印张 9.75 字数 207 千字
2021 年 5 月第 1 版 2024 年 8 月第 2 次印刷
书号 ISBN 978 - 7 - 5132 - 6758 - 8

定价 59.80 元
网址 www.cptcm.com

服务热线 010-64405510
购书热线 010-89535836
维权打假 010-64405753

微信服务号 zgzyycbs
微商城网址 https://kdt.im/LIdUGr
官方微博 http://e.weibo.com/cptcm
天猫旗舰店网址 https://zgzyycbs.tmall.com

如有印装质量问题请与本社出版部联系（010-64405510）

《经方治女病——姚美玉妇科经验集》

编委会

前言

中医药是一个伟大的宝库，是中华文化的精髓之一。千百年来，中医药伴随并保护着我们的民族战胜疾病，度过大瘟大疫，使中华民族生生不息繁衍至今。当今社会，人们对中医的认识不再是批判与怀疑，而变得逐渐认可和相信。努力将中医中药发扬光大，为全人类的健康服务，是我们中医人送给祖国及世界人民的最大礼物。

本人从事中医事业三十余年，长期驻扎于中医药的临床、教学及科研工作上，主要研究方向为中医药治疗妇科疾病。在长期的妇科临床实践中，对妇女的生理病理特点，以及辨证、立方、用药形成了自己独有的风格，重视中医经典著作的运用与实践相互结合，常能取得较为满意的疗效。中医学历史源远流长，中医学术思想也日益更新，但千年前的经典著作仍然是中医学的基础。"五岳归来不看山"，历代医家著作就好比是群山，而经典著作就是五岳，学中医不精通经

1

典万万不行。

本书编写侧重于中医妇科疾病及其内科兼症(如妊娠心烦、经行身痛等)的诊治，突出中医整体观、辨证论治的思维方式，灵活运用经方治病，体现"读经典，做临床"的实践特点。全书所及病种有限，但论一病不为一病所拘，明一方可得众方所用，望使学者读本书后知一病之治法，触类旁通，有理可循，有方可施，有药可用。书中所用方，多为伤寒金匮之方，间有少许温病方，因世称傅青主之方"虽为时方，效比经方"，特集于此书，以资读者。

由于本人时间精力有限，书中错误之处敬希同道不吝赐教，提出宝贵的意见和建议，余不胜感激!

姚美玉

2021年2月

编写说明

　　姚美玉教授师承国家级名老中医王秀霞教授，从事中医临床、教学工作三十余年，临床经验丰富，对中医经典有较深的造诣，尤擅运用经方治疗妇科疾病，备受赞誉。

　　本书收集、整理了姚美玉教授治疗妇科常见疾病的经验及心得，系统总结了各种内科疾病在女性特有时期，如妊娠、围绝经期等的特殊表现及诊断、治疗方法。同时，姚美玉教授将其在临床实践中总结出的"抓主症辨证"的辨证方法，以及将传统经方运用于妇科疾病的经验一并列出，并附以典型病案，有利于读者充分理解。

　　本书第一章由张杨负责编写统稿，第二章、第三章及附录内容由杜娟负责编写统稿。

　　本书既适合刚接触临床的年轻医师及学生阅读以指导临床用药，又适合有一定经验的成熟医师阅读以交流经验心得。

《经方治女病》

——姚美玉妇科经验集编委会

2021 年 2 月

目　录

第一章 善用经方治疗妇科杂病

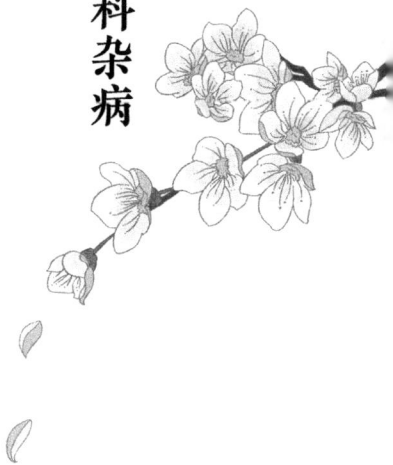

第一节 "异病同治"之定经汤治疗妇科疾病

一、概述

在人体脏腑经络气血的活动规律上，男女基本相同，但女性在脏器方面有胞宫，在生理方面有月经、带下、胎孕、产育和哺乳等特殊性，必然会在病理上相应产生经、带、胎、产、杂等特有疾病。胞宫是女性重要的生殖脏器，为奇恒之腑，不与十二经脉直接相通，但与冲、任、督、带相通。冲、任、督三脉同起于胞宫，一源而三歧。冲、任、督三脉，下起于胞宫，上与带脉相交会，而外系于十二正经，使胞宫与脏腑间接相通。《奇经八脉考》言"盖正经犹夫沟渠，奇经犹夫湖泽，正经之脉隆盛，则溢于奇经"。即十二经脉中气血旺盛流溢于奇经，使奇经蓄存着充盈的气血。正因为冲、任、督、带四脉与十二经相通，并存蓄十二经之气血，所以四脉支配胞宫的功能是以脏腑为基础的。姚美玉教授认为女子以脏腑为本，以气血为用，且尤其重视从肝、脾、肾三脏辨治妇科疾病。

二、定经汤治女病

肾为先天之本，藏精，主生长发育生殖，内藏元阴元阳，天癸的充盈全赖于肾中精气的充盈，如果肾的生理功能出现异常，女性就会出现经、带、胎、产、杂等多种疾病。女子以肝为先天，肝者，将军之官，喜条达而恶抑郁，当今社会女性要兼顾工作与家庭，精神压力大，肝为七情所伤则易成气滞，而肝藏血，主疏泄，肾藏精，主闭藏，乙癸同源，精血相生，开合藏泻相互配合，故而在临床上以肝、肾合而为病居多。又"见肝之病，知肝传脾"，脾主运化，与胃同为气血生化之源，若脾胃损伤，影响冲任、胞宫的功能，亦常发生妇科疾病。可见妇科疾病的产生同肝、脾、肾之间关系密切，在治疗上，以疏肝、益肾、理脾为治疗大法，姚美玉教授则喜用经方——定经汤。

（一）一般认识

根据《素问·上古天真论》中"女子七岁，肾气盛，齿更发长……七七，任脉虚，太冲脉衰少，天癸竭，地道不通，故形坏而无子也"的记载，可以明确月经产生的主要过程及其环节，即"肾气－天癸－冲任－胞宫"的月经机制。在这一产生机制中，肾气化生天癸为主导；天癸是元阴的物质，表现出化生月经的动力作用；冲任受督、带的调节和约束，受脏腑气血的资助，在天癸的作用下，广聚脏腑之血，血海按时满盈，满溢于胞宫，化为经血，使月经按期来潮。月经周期的调节是由冲、任的阴阳消长所决定的，冲、任的阴阳消长离不开肾中所藏的天癸的阴阳消长变化。《素问·上古天真论》云："肾者主水，受五脏六腑之精而藏之。"其中的"水"，就是我们所说的癸水，也就是天癸，天癸源于先天肾气，受后天水谷精微的滋养，其内蕴阴阳，策动生殖机能的发展。天癸具有很多的特性，包括它的时限性和节律性，天癸阴阳消长转化的周期节律决定月经来潮的节律。月经节律性的周期演变，正是天癸阴阳互根消长的外在表现（图1）。

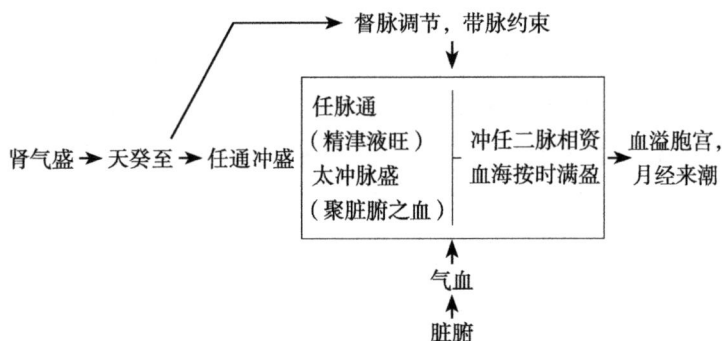

督脉调节，带脉约束

肾气盛 → 天癸至 → 任通冲盛

任脉通（精津液旺）太冲脉盛（聚脏腑之血）｜冲任二脉相资血海按时满盈

血溢胞宫，月经来潮

气血

脏腑

图1　月经产生机制

妇人以血为本，肝为藏血之脏，司血海，主疏泄。肝血满盈，通过冲、任二脉输注于子宫，肝疏泄适度，血海满溢，月经则丰而流畅。肝性喜条达，主升主动，妇人若情志不遂，则木失条达，肝失柔和，易致肝气横逆，气血郁。妇人之疾，郁症居多，故肝郁是导致妇科疾病的重要因素。肝脏调畅全身气机，促进全身血液、津液运行和输布，疏泄男子精液与女子月经。肝与肾同处下焦，肾系胞宫而藏精，肝司血海而主疏泄，肝肾一体，精血同源，互生滋养，使经血充盈正常。肾司封藏，肝主疏泄，一藏一泄，使经水行止有度。肾与肝相互协调，使血海按时满盈，则子宫藏泻有期。肝为肾之子，母子关系密切，故任何原因导致肝的功能失调，都会引起天癸功能的失序，引起肾的郁积，从而就会出现月经的失调。这就是《傅青主女科》所说的"肝郁则肾亦郁矣，肾郁而气必不宣，前后之或断或续，正肾之或通或闭耳"。

定经汤出自《傅青主女科·调经篇·经水先后无定期》，本方原治妇人经水先后无定期，"经水出诸肾"乃指肾气旺盛，而后天癸至，才有月经来潮。肾水的旺盛是月经能定期而行的关键，肝肾同居下焦，肾为母脏，肝为肾之子，肾主闭藏，肝主疏泄。原文指出，若肝气郁结，其疏泄失常，则肾所藏之精气蓄溢也会失常，所谓子病及母，治宜舒肝之郁，即开肾之郁也，肝肾之郁既开，则月经自有一定之期。方用定经汤（方歌：定经菟丝地芍归，柴荆茯苓山药随）。

方药：菟丝子一两，酒炒白芍一两，酒炒当归一两，酒洗柴胡五分，大熟地五钱，九蒸山药五钱，炒白茯苓三钱，芥穗二钱（炒黑）。水煎服。

方中柴胡、黑芥穗解郁疏肝，理气调血；当归、白芍养血柔肝以调经；菟丝子、熟地黄补肾益肝，填精养血，又兼固冲任；山药、茯苓补肾健脾宁心。见肝之病，知肝传脾，当先实脾，四季脾旺不受邪。肝的郁结会影响脾胃的功能，脾胃功能的失调同样会影响肝功能的失调，故用山药、茯苓。在用量方面，重用当归、白芍、菟丝子等质重阴药，轻用茯苓、荆芥、柴胡质轻阳药，补泻兼顾，升降并举，全方立法周全，配伍精妙，共奏滋肾疏肝，健脾养血之功。

定经汤是肾、肝、脾同治，精、气、血并调之方，凡辨为肾虚肝郁、脾虚失运、精亏血虚之证，无论妇科之经、带、胎、产、杂何病，皆可用此方加减化裁以治之。然而女子以肝为先天，少阳为枢，是以定经汤中以疏肝为主要治则，则可事半功倍。

（二）异病同治与临床应用

1. 异病同治

异病同治始于《伤寒杂病论》,《伤寒论》阳明病辨治中指出:"食谷欲呕,属阳明也,吴茱萸汤主之。"在少阴病辨治中又言:"少阴病,吐逆,手足逆冷,烦躁欲死者,吴茱萸汤主之。"在厥阴病辨治中又提出:"干呕吐涎沫,头痛者,吴茱萸汤主之。"因阳明、少阳、厥阴病呕吐均有相同病机,即胃中虚寒,胃气上逆,故可以同用吴茱萸汤温中和胃,降逆止呕。

正因为经水出诸肾,肝为肾之子,月经的产生和妊娠功能的具备与肾气功能的旺盛、肝胆疏泄功能正常密不可分,任何原因影响肝的功能失常,子盗母气,就会引起肾的功能异常,引发妇科疾病,如月经病、妊娠病、不孕症等,故可异病同治。

老师在临床诊疗过程中不拘泥于某一方只能治某种病,而是着眼于疾病"证"的异同,遵循"证同治亦同,证异治亦异"原则,故月经病、妊娠病、带下病、产后病及妇科杂病等属肝郁脾虚肾虚型皆可使用本方。

2. 定经汤治妇科疾病

（1）月经病

月经病的发生机制主要是脏腑功能失常,气血失调,导致冲、任二脉的损伤,根据"肾气－天癸－冲任－胞宫"的月经机制,加上女子以肝为先天的特点,老师认为月经病的发生以肾虚为本,肝郁为首,与脾有关,病位在胞宫。

月经先期、后期、不定期,闭经,崩漏,只要病因属于肝郁肾虚证均可选用本方治疗；即使是崩漏在塞流之后，澄源、复旧仍可用定经汤。

对于因痰所致的闭经（多囊卵巢综合征）可采用疏肝健脾化痰的方法，可用定经汤合苍附导痰汤。

《素问·上古天真论》指出："七七，任脉虚，太冲脉衰少，天癸竭，地道不通，故形坏而无子也。"中医认为经断前后诸证的发生主要以肾精亏虚，天癸衰竭，精血不足，冲任失调为根本原因；而水不涵木，肝郁木旺则是其发病的常见诱因，治疗可用定经汤与柴桂龙牡汤。

（2）妊娠病

胎动不安、滑胎是妊娠病中的主要疾病，妊娠病的发病原因不外乎外感六淫、情志内伤以及劳逸过度、房室不节、跌仆闪挫等。其发病机制可概括为三个方面。

其一，胞络者系于肾，肾主藏精而关乎生殖，肾能系胎亦能养胎，因此肾气亏损，则胎元不固，易致胎动不安、堕胎、小产、滑胎等。

其二，妊娠期由于阴血下注冲任以养胎，出现阴血聚于下，阳气浮于上，甚者气机逆乱，阳气偏亢的状态，阴血养胎，肝失所养，加之妊娠期易焦虑抑郁，愤怒过度，或肝血不足，肝阳偏亢，均可使肝的功能失常表现为易郁、易热、易虚、易亢的特点，肝藏血，主疏泄，肝肾同源，肾与肝为母子关系，二者任何一方出现问题，会引起母病及子或子盗母气，肝肾同病，影响冲任、胞宫的功能，故临床中妊娠病属肝郁肾虚者多见。

其三，脾胃为气血生化之源，而气能载胎，血能养胎，若脾虚血少，胎失所养，可致胎漏、胎动不安、胎萎不长等。

妊娠病的治疗原则是治病与安胎并举。肝肾同源，子母同病，治疗上应肝肾脾同治，补肾疏肝健脾，固冲安胎。胎动不安、滑胎等可用定经汤合寿胎丸。

（3）带下病

"带下，女子生而即有，津津常润，本非病也"。《灵枢·五癃津液别》云："五谷之津液和合而为膏者，内渗入于骨空，补益脑髓，而下流于阴股。"明确指出液为肾精所化，润滑如膏，流于阴股而为带下，受天癸至竭影响。这是生理性带下。而病理性带下在临床的常见疾病主要为带下过多和带下过少。《傅青主女科》曰："夫带下俱是湿症。"

带下过多者的病机：①肾阳亏虚，影响督脉功能，阳气不足，气化失常，阴精转化失常形成湿浊，肝经过阴器，肾与肝为母子关系，肾阳虚，母病及子，或肝郁，子病及母，肝郁肾虚，寒湿内盛，下注冲任，损及任带二脉，以致带下过多；②肝郁加之脾肾阳虚，运化失职，水湿不化，湿浊内盛，以致带下过多，治疗可用定经汤合完带汤（完带汤芍陈人薯，柴草车前芥二术）；③肝郁克脾，郁而化火，肝经湿热，损伤脏腑，或伤及下焦，累及任带，约固无力，湿热下注，以致带下过多；兼有湿热用定经汤合止带方（止带二苓泻牛车，茵陈黄柏赤丹栀）。

带下过少者的病机：①肝肾阴亏，任带阴精津液不足，难以润前阴空窍，以致带下过少；②情志不遂，肝郁气滞，气血瘀滞，阴精津液不能运达阴股，濡养空窍，以致带下过少。治疗可用定经汤合固阴煎；气血瘀滞者可加行气活血药物。

（4）产后病

产后具有多虚多瘀的特点，产后抑郁、产后身痛以及产后缺乳为临床中常见产后病。

产后抑郁：产后失血，肝藏血，肝血不足，肝失所养，肝不藏魂，发为情志异常；肝肾同源，精血同源，肾水不足，不济心火，心火偏亢，心藏神，神魂颠倒而致抑郁；或产后血行不畅而停瘀，瘀血内阻以致肝郁气滞。治疗上可用定经汤，脏躁者合甘麦大枣汤，肝郁化火可合丹栀逍遥散。

缺乳：乳头属肝，乳房属胃，肾经入乳内，实证者多为情志不遂，肝失疏泄，肝郁气滞；虚证者多为肝郁克脾，脾为气血化生之源，乳汁乃血之所化，化生乏源，则致缺乳。治疗可用定经汤合下乳涌泉散（下乳涌泉用四物，青皮花粉漏柴胡，白芷山甲王不留，桔梗通草甘草人）；虚证合通乳汤（通乳丹中参芪通，当归麦冬苦桔梗，七孔猪蹄用两个，二剂乳汁如泉涌）。

产后身痛：主要病机是产后多瘀，恶露当泻不泻，瘀血阻滞，气血运行受阻，不通则痛；产后情志失调，气滞血瘀，瘀滞经络关节，不通则痛，治疗时可用定经汤加化瘀止痛药物（身痛逐瘀汤）；或产后气血虚弱，肝失所养，疏泄功能失常，加之肾精匮乏，经络关节失养，不荣则痛，治疗时可用定经汤合养荣壮肾汤加减。

（5）妇科杂病

不孕症的脉症复杂，虚实夹杂，又受月经的影响，且患者大多婚久不孕，求子心切，故临床中多肝气郁结，易致月经失调、痛经、妇人腹痛、癥瘕等而致不孕。其病因大多责之肝肾不足，气滞、血瘀、痰湿等则为标证，治疗以调补肝肾根本。《女科要旨》云："妇人无子，皆由经水不调。经水所以不调者，皆由内有七情之伤，外有六淫之感，或气血偏盛，阴阳相乘所致。种子之法，皆在于调经之中。"古有"调经种子"之说，故宜先调经治标，月经不调乃气血不和，肾、肝、脾三脏功能失常，冲任失调，故临床上不孕症以肝郁肾虚更为多见。治疗可用定经汤；兼夹痰湿（多囊卵巢综合征）可用定经汤合苍附导痰汤；血瘀者可用定经汤加化瘀药（少腹逐瘀汤）。

妇人腹痛的临床常见病因为肝郁气滞，肝郁者肾亦郁也，冲任阻滞，胞脉失畅，不通则痛；及肝肾亏虚，冲任虚衰，胞脉失养，不荣则痛。故治疗可用定经汤加减。实证：可加活血化瘀、除湿、止痛药物。虚证：定经汤（芍药甘草汤）补肾健脾，调补气血加止痛药物。

（6）前阴病

《素问·厥论》说："前阴者，宗筋之所聚。"其中足厥阴肝之脉"入毛中，过阴器，抵少腹"；足少阳胆经"入毛际，合于厥阴"。足厥阴肝、足少阳胆之筋，皆"结于阴器"；足太阴肾、足阳明胃之筋，皆"聚于阴器"。前阴通过经络、经筋与肾、肝、脾等脏腑关系密切。故肾、肝、脾等脏腑功能失调可累及前阴发生病变，如肝肾亏损，阴部筋脉或肌肤失养，可致阴痛、阴痒；肝郁脾虚，肝郁化热，脾虚生湿，湿热浸淫，致阴痒、阴疮、阴痛；脾肾阳虚，湿浊下注，日久化热，湿热浸淫，致阴痒、阴疮、阴痛。治疗时应肝肾脾同治，补肾疏肝健脾，方用定经汤加化湿止带、止痛、止痒药物。

【小结】

姚美玉教授在临床诊疗过程中不拘泥于某一方只能治某种病，而是着眼于疾病"证"的异同，遵循"证同治亦同，证异治亦异"原则。姚美玉教授认为定经汤乃肾、肝、脾同治，精、气、血并调之方，异病可以同治，凡辨为肾虚肝郁、脾虚失运、精亏血虚之证，无论妇科之经、带、胎、产、杂何病，皆可用定经汤加减化裁以治之。总之，临证时要把握疾病病机，掌握疾病本质，异病同治，灵活掌握定经汤的临床应用。

三、病案举例

【病案1】

患者女，22岁，未婚。患者自述高中时期因学习压力大，曾有月经失调病史，近期临近考试压力大，心情烦躁，生活不规律，体重下降近5千克，并出现月经后期，40天一行，伴有腰酸腿凉。半月前患者外出不慎淋雨着凉，此后出现带下量多如水样，无异味，外阴瘙痒，腰酸腿凉加重，近日食欲欠佳，便溏，小腹冷凉，面色少华，舌淡苔白，脉弦细。

中医诊断：带下过多，月经后期（肝郁肾虚型）。

处方：柴胡15克，炒白术25克，山药20克，党参25克，荆芥穗5克，白芍25克，黄芩15克，姜半夏10克，车前草15克，山茱萸15克，泽泻25克，茯苓25克，桂枝20克，延胡索25克，川芎15克，甘草10克。

按语：肝、肾、脾有着密切的关系，患者学习压力增大，心情抑郁，肝气郁滞，气机失常，运化失司；肝肾同源，子盗母气，累及肾，肾阳不足，影响气化功能，气化失常，水气内停；"见肝之病，知肝传脾"，肝郁克脾，而致脾胃虚弱，食欲欠佳。脾肾阳虚则水湿不化，流注下焦，损及任、带二脉，以致带下过多，此为内湿。加之患者外出涉水着凉，寒湿之邪内侵，此为外湿。内外之邪合而为病。另肝郁气血运行不畅，肾气虚衰，天癸功能的失序，脾虚气血化生乏源，三者均致血海不能按时满溢，发为月经后期。本病病机为肝郁、肾虚偏阳虚、脾虚，故治疗上采用疏肝补肾健脾止带之法，以定经汤为主方，疏肝解郁兼能调经，方中加山药、山茱萸、泽泻、茯苓、桂枝等组成金匮肾气丸，偏补肾阳，配合荆芥穗、车前子等组成完带汤，在疏肝补肾基础上增强燥湿止带的功效，而方中又含四君子汤（白术、党参、茯苓、甘草）健脾益气，全方共奏疏肝补肾、健脾止带之功。

【病案2】

患者女，25岁，未婚，否认有性生活史。患者13岁月经初潮，既往月经先期，近3年来每于月经过后1周左右出现阴道流血，色红，持续1周左右血止，甚或淋漓至下次月经，反复治疗未见好转，患者心情烦躁，伴有头晕耳鸣，手足心热，腰酸乏力，睡眠欠佳，喜凉食，大便干结，形体消瘦，面赤，下颌痤疮，舌红苔白，边有齿痕，脉弦细稍数。

辅助检查：BBT呈双相；B超提示未见明显异常。

中医诊断：经间期出血（肝郁肾虚型）。

处方：柴胡15克，黄芩炭10克，姜半夏10克，玄参10

克，生地黄 25 克，牡丹皮 15 克，焦栀子 15 克，牡蛎 30 克，茜草炭 25 克，墨旱莲 30 克，杜仲炭 25 克，菟丝子 30 克，女贞子 30 克，浙贝母 15 克，合欢皮 25 克，甘草 10 克。

按语：七情失常是内伤病的一个重要原因，其中又以怒伤肝最为多见。肝主疏泄，性喜条达升散，若精神抑郁或暴怒则伤肝，导致肝失疏泄而肝郁气滞。《内经》谓"木郁达之"，气有余便是火，肝郁气滞最易化火，火热之邪灼伤肾中阴精，热伏冲任，于氤氲期，阳气内动，阳气乘阴，迫血妄行，故发生出血；肾主骨生髓，肾阴虚，脑髓失养，故头晕耳鸣；肾虚则外府失养，故腰酸；阴虚内热，故手足心热；肾水亏损，不能上济于心，故睡眠欠佳。肝肾阴亏，肝火郁结，煎熬津液，痰热郁结在面部发为痤疮；阴津亏少，肠道失于濡润，故大便干结。治疗上采用滋肾疏肝、凉血止血之法。本方以定经汤为基础方，加上牡丹皮、栀子，疏肝的同时清肝热；墨旱莲与女贞子合成二至丸，滋肾阴，凉血止血，标本同治；加上杜仲、菟丝子平补肾中阴阳，又以益阴为主，玄参、生地黄有滋阴增液之功，达到通便的效果；玄参、牡蛎、贝母合成消瘰丸，玄参滋阴降火，苦咸消瘰；贝母化痰消肿，解郁散结；牡蛎咸寒，育阴潜阳，软坚消瘰，合而用之有软坚散结的功效；茜草炭、牡蛎等止血药物，加强凉血止血、固涩止血的作用，全方共奏补肾疏肝止血之功。

四、经典回顾

张仲景《金匮要略》对妇人病有三篇专论，即《妇人妊娠病脉证并治第二十》《妇人产后病脉证治第二十一》《妇人杂病脉证并治第二十二》。此三篇系统论述了妊娠病、产后病、月经病、带下病，并论及妇人不孕症、热入血室、转胞、梅核气、脏躁等疾病，为中医妇科学奠定了坚实的基础，并在妇科临床发挥着重要作用。

（一）辨主症，分虚实

"妇人三篇"中包含各种主病，主病中各有主症，其中发热、腹痛、下血为常见主症。

辨发热是以六经为纲，根据发热的时间、性质、伴随症状以辨别虚实。阳旦汤主治太阳经表热证；小柴胡汤主治少阳经半表半里之热证；大承气汤主治阳明经里实之热证；附子汤主治阳虚阴盛之少阴发热等。

下血是妇科常见的病症，仲景根据下血的颜色和兼症辨虚实。即血色紫而晦暗为虚，下血伴少腹坚痛，少腹里急为瘀为实。

腹痛根据痛的性质辨虚实，疠痛多虚（产妇腹中疠痛，当归生姜羊肉汤主之），腹痛烦满，多属气滞血瘀（产后腹痛，烦满不得卧，枳实芍药散主之），坚痛、满痛、刺痛多为血瘀。

此外，仲景将以方测证的方法应用于妇科疾病的鉴别诊断上，如妇人腹痛，见烦满不得卧，用枳实芍药散而无效者，为腹中有干血着脐下，宜下瘀血汤。即先以理气为治，无效，则治以活血化瘀之法。

（二）《金匮要略》中关于热入血室的论述

《金匮要略·妇人杂病脉证并治》："妇人中风七八日，续来寒热，发作有时，经水适断，此为热入血室，其血必结，故使如疟状；发作有时，小柴胡汤主之。"

《金匮要略·妇人杂病脉证并治》："妇人伤寒发热，经水适来，昼日明了，暮则谵语，如见鬼状者，此为热入血室。治之无犯胃气及上二焦，必自愈。"

《金匮要略·妇人杂病脉证并治》："妇人中风，发热恶寒，经水适来，得之七八日，热除，脉迟，身凉和，胸胁满，如结胸状，谵语者，此为热入血室也。当刺期门，随其实而取之。"

《金匮要略·妇人杂病脉证并治》："阳明病，下血谵语者，此为热入血室，但头汗出，当刺期门，随其实而泻之，濈然汗出者愈。"

原方：柴胡半斤，黄芩三两，人参三两，甘草三两，半夏半斤，生姜三两，大枣十二枚

上七味，以水一斗二升，煮取六升，去滓，再煎，取三升，温服一升，日三服。

《金匮要略·妇人杂病脉证并治》论"热入血室"方用小柴胡汤，并提出针刺期门穴；论"水与血俱结血室"，方用大黄甘遂汤。血室不同于胞宫，胞宫是脏器概念，而血室是病理概念，包含胞宫、冲脉、肝脏的综合病理现象，即涉及多脏器病变。凡涉及血室病变，治则是既要祛邪又要扶正，还要考虑月经或产后的病理变化。如小柴胡汤治热入血室引起的月经病

或产后郁冒，是既能扶助正气，又能和利枢机，转邪外出，热入血室不能用麻黄汤、桂枝汤发汗解表，也不能用抵当汤、土瓜根散活血逐瘀，更不能用芎归胶艾汤养血止血。

第二节　从清热论治多囊卵巢综合征

一、概述

多囊卵巢综合征（polycystic ovary syndrome，PCOS）是最常见的妇科内分泌疾病之一，其发病率为5%~20%，中国发病率约为5.6%。以慢性无排卵（排卵功能紊乱或丧失）和高雄激素血症（女性体内男性激素产生过剩）为特征，主要临床表现为月经周期不规律、不孕、多毛和（或）痤疮。PCOS临床可分为肥胖型及非肥胖型，二者发病比率相当。其最基本的发病机制是下丘脑－垂体－卵巢生殖轴功能紊乱，临床治疗主要以调整生活方式及口服避孕药或促排卵药物治疗为主，本病缠绵难愈，临床症状易反复发作，对患者的日常生活产生许多困扰。

古籍里并没有"多囊卵巢综合征"这一病名的记载，中医医家认为本病应归属于月经后期、月经量少、闭经、不孕等范畴，以月经后期或闭经、不孕为其主要临床表现，国家临床研究基地单病种PCOS诊疗方案与路径的中医辨证标准将PCOS分为脾虚痰湿、痰瘀互结、肾虚肝郁、肾虚血瘀型，以化痰除湿、活血祛瘀、补肾疏肝为主要治法，大多数医家认为 PCOS 发病以寒为主，很少有人提及清热。

二、经方论治 PCOS

对于月经后期、月经量少、闭经等，四大经典中多有论述。《黄帝内经》对月经的认识是以《素问·上古天真论》中"女子七岁，肾气盛，齿更发长；二七而天癸至，任脉通，太冲脉盛，月事以时下"为主导，明确阐述了月经产生的机制，即"肾－天癸－冲任－胞宫"，并记载了妇科历史上第一个方剂——四乌贼骨一藘茹丸，用其治疗血枯经闭。《金匮要略》中总结月事不来的病机是因虚、积冷、结气导致胞脉闭，故治疗以肾气丸之类补虚，以温经汤之类祛寒逐瘀，以抵当汤之类逐瘀通经。后世医家叶天士《叶氏女科》认为形盛妇女经闭不孕的病机多是气滞痰湿，方用苍附导痰丸行气消痰以调经。

姚美玉教授师古而不泥古，认为 PCOS 之月经后期、月经量少、闭经等，病因除寒、痰、瘀外，尚与热有关。近年临床发现 PCOS 热证多，尤以肥胖型 PCOS 患者临床表现热证更为多见，即便是非肥胖型 PCOS 也可有热象。在《内经》泻心火以调经的理论指导下，姚美玉教授提出从清热论治 PCOS，临床多选经方白虎汤、苍附导痰汤、清肝解郁汤等治疗。肥胖型 PCOS 以胃强脾弱、胃热脾湿、痰热互结为主要发病机制，治疗当清胃热，健脾化痰以通经，方用白虎汤合苍附导痰汤加减，白虎汤清胃之热，苍附导痰汤化脾之痰湿；非肥胖型 PCOS 以肝郁胃热、瘀热互结为主要发病机制，治疗以疏肝行气，兼清胃热，用清肝解郁汤加减。

（一）一般认识

PCOS 临床主要症状为月经紊乱，如月经后期、月经量少，甚或闭经，或有经期延长、淋漓不净以及不孕等症状，主要体征为肥胖或 BMI 值正常（非肥胖）、多毛、痤疮、黑棘皮症等。

中医认为有诸内必显于诸外。姚美玉教授重视审证求因，辨证论治，在多年的临床中发现肥胖型 PCOS 不仅有体重超重、多毛、痤疮、舌胖有齿痕、脉沉等痰湿证候，更见身热多汗、面赤、胃中灼热、喜凉食、手足热、便黏腻等热象，且多有暴饮暴食、喜食零食、嗜食肥甘厚味等特征，《灵枢·五变》曰："胃中热则消谷。"《灵枢·大惑论》曰："谷消则善饥。"《灵枢·经脉》曰："其有余于胃则消谷善饥。"即胃中热则消谷善饥，因此姚美玉教授认为胃热强食，食多伤脾，脾虚不运，痰湿内生，故胃热脾湿是肥胖型 PCOS 的主要病机。近代医家多认为 PCOS 为肾虚、脾虚、肝郁、痰湿、血瘀所致，故多从补肾健脾、疏肝化瘀、化痰除湿论治 PCOS，而鲜有人考虑清热。刘完素在《黄帝素问宣明论方》中提出"以妇人月水，一月一来如期，谓之月信，其不来，则风热伤于经血，故血在内不通"，在《素问病机气宜保命集·妇人胎产论》中指出"如女子不月，先泻心火，血自下也"，以及有热伤经血的论述，并以清热凉血论治闭经。我们认为肥胖型 PCOS 病机为胃强脾弱，胃热脾湿，痰热互结，故清胃热，健脾化痰除湿为主要治疗原则。《金匮要略·痰饮咳嗽病脉证并治》之总治则曰"病痰饮者，当以温药和之"，痰饮多为寒证，故以温药温化痰饮，而 PCOS 的患者胃中有热，痰湿互结，单用温化的方法一方面助长胃火，另一方面会使痰热更甚，病程反长，缠绵不愈。正如叶天士提出的"湿热互结，如油入面"，阐述了湿热之邪致病，缠绵难愈的特点。对于湿热证的治疗，吴鞠通认为"徒清热则湿不退，徒祛湿则热愈炽""湿热两伤，不可偏治""治中焦如衡（非平不安）"。薛生白在《湿热病篇》中提出："热得湿而热愈炽，湿得热则湿愈横。"强调了清热与祛湿并举的重要性。故老师治以清热和胃，健脾化痰，方用白虎汤合苍附导痰汤加减，祛痰不助热，清热不助痰，痰热并除，既调冲任，又调体质。

而非肥胖型 PCOS 患者除有月经紊乱或不孕的主症外，常伴有烦躁易怒，经前胸胁、乳房胀痛，多食而不胖，面额痤疮，唇周细须显现，手足心热，口渴，便秘溲黄等肝气郁滞、肝经火郁的表现。多食说明胃中有热，而面部痤疮及多毛乃肺热之象。因此姚美玉教授认为肝郁化火，肝火犯胃、犯肺，肝肺胃蕴热，湿瘀热互结是非肥胖型 PCOS 的主要病机。本病以肝郁为本，湿、瘀、热为标。"女子以肝为先天"，素易忧郁是女子本性，加之现今随着女性社会地位的提升，工作生活压力逐渐加大，情志不舒以致肝失条达而出现上述症状，故肝郁为其最基本的病因，肝主疏泄，能够调和气机，调和阴阳，调和三焦水道，当肝失疏泄时，容易郁而化火，容易产生痰湿之邪，并易产生瘀滞。肝经循少腹，环阴器，布两胁，挟胃，注肺，亦为冲、任二经之过，肝郁气滞，无以推动血行，肝失疏泄，三焦不利，湿瘀结于下焦，则月水不以时下，若瘀与热互结则漏下不止。肝失调达，则胸胁乳房胀满不舒。自古有瘦人多虚火之说，肝郁则生胃热，胃热则消谷，耗津，故出现多食而不胖、口渴咽干等热证。肺主行水，木火刑金，三焦不利，水道不通，水气与肺热相结，蒸腾上焦，则口渴不喜饮，又因肺主皮毛，湿热互结于头面而致多毛、痤疮。治疗本病当以疏肝为主，兼以清热、化瘀、除湿，故疏肝清热，化瘀除湿为主要治疗原则。湿瘀热互结本应除湿化瘀清热，但本于肝郁，故治疗以疏肝为主，女子以肝为先天，肝司血海，主疏泄，通利三焦，肝的气机调达，气行推动血行，三焦水道通利，再佐以清热、除湿、化瘀，则月经得通，故方用清肝解郁汤加减。

（二）辨证论治

1. 胃热脾湿型

主症：月经后期，量少，甚或闭经，或有经期延长，淋漓不净，甚或不孕，肥胖或有多毛、痤疮、黑棘皮症等。伴有头晕胸闷、喉间多痰、肢倦神疲、脘腹胀满、身热多汗，嗜食肥甘厚味、生冷辛辣，大便黏腻不爽；舌胖大有齿痕，舌苔白腻或黄腻，舌边尖红，脉沉滑。

治法：清热和胃，健脾化痰。

方剂：白虎汤合苍附导痰汤加减。

组成：石膏30克，知母15克，苍术（炒）15克，香附15克，陈皮15，茯苓25克，半夏(姜)10克，胆南星10克，甘草10克，柴胡10克，黄芩15克，丹参30克，黄连10克，当归 15 克，赤芍 20 克，菟丝子 30 克。

方药分析：白虎汤出自《伤寒论》，主治气分热盛证，方药组成为石膏、知母、粳米、甘草。肥胖型 PCOS 患者的临床有身热、汗出、口渴的表现，正是气分热证的表现，故取白虎汤切中病机。本方取白虎汤中的主要药物石膏合知母，方中石膏辛甘大寒，主入肺胃气分，善清阳明气分大热，清热而不伤阴，并能止渴除烦，用为君药，臣以知母苦寒质润，"清肺胃气分之热，热去则津液不耗，而阴自阴暗长矣"，既"佐石膏以扫炎燔"，又滋阴润燥，救已伤之阴津以止渴除烦。石膏配知母相须为用，清热除烦、生津止渴之力尤强，为治气分大热之最佳配伍。

苍附导痰汤见于叶天士《女科全书》，用来治疗肥盛女人无子者，方药组成为苍术、香附、陈皮、胆南星、枳壳、半夏、茯苓、神曲。现在临床上多用于治疗脾虚痰湿型 PCOS。方中苍术燥湿健脾，香附理气散结以开下焦及经脉之痰，为君药；二陈汤辅之健脾化痰，痰湿化气机畅，则经血调和；胆南星辛烈，走经络，除痰通血脉。诸药合用，共奏理气化痰，祛瘀通经之效。

单纯苦寒清热则湿不化，苦温燥湿则热易炽，故白虎汤与苍附导痰汤合用，既清胃热，又化痰饮，使痰热并除，恢复脾胃升降功能，体现了治病求本的原则。

《素问·六节藏象论》中提出"凡十一脏取决于胆也"，胆为奇恒之腑，通达阴阳，十一脏的功能正常与否，都取决于胆的疏泄功能，肝胆相表里，"女子以肝为先天"，本病常缠绵难愈，加之患者体貌改变，使其情志不舒，肝气郁滞，肝胆疏泄失常，故除主症外多见情志改变，老师取柴胡、黄芩，配伍苍附导痰汤中的半夏而成小柴胡汤，一则疏泄肝胆以调情志，二则通利三焦水道以清湿热，三则疏肝扶脾以化痰饮。本方取柴胡辛散之性，透泄少阳之邪，疏泄气机之郁滞，黄芩清热燥湿，与柴胡相配伍，一散一清，恰入少阳以解少阳之邪，黄芩与半夏配伍，辛开苦降，治疗 PCOS 患者湿热中阻，痞满呃逆。

PCOS 患者以月经后期、量少、闭经、漏下等为主症，其病机有痰热互结，瘀阻冲任实象，又因病情延绵，脾胃功能受损，后天之精化生不足而有气血亏少的虚象，故本病的病性为虚实夹杂，所以在清热化痰的同时，配伍丹参、当归、赤芍调补气血。《妇人明理论》有"一味丹参散，功同四物汤"之说，《重庆堂随笔》提出"丹参，降而行血，血热而滞者宜之，故为调经产后要药"。《景岳全书·本草正》记载："当归，其味甘而重，故专能补血；其气轻而辛，故又能行血。补中有动，行中有补，诚血中之气药，又血中之圣药也。"《本草备要》中记载："赤芍主治略同（白芍），尤能泻肝火，散恶血，治腹痛坚积，血痹疝瘕，经闭肠风，痈肿目赤，能行血中之滞。"此处取丹参补血化瘀调经，当归、赤芍佐丹参养血活血以通经化滞，并可入肝经以养血柔肝。

现代药理研究表明，丹参中的有效成分丹参酮能降低雄激素，调节糖脂代谢。黄连清热燥湿，善清胃火，现代药理研究发现黄连中含有多种生物碱，如小檗碱（黄连素）具有降糖降脂作用，也可使雄激素水平降低。丹参与黄连配伍能共同改善 PCOS 患者的高雄体征及胰岛素抵抗。黄连配半夏辛开苦降清胃中湿热，并且丹参与黄连配伍能有效改善患者的糖代谢功能，改善胰岛素抵抗，调节体内激素水平。

肾为先天之本，内寓元阴与元阳，是人体生殖发育的根源。而菟丝子既可补肾阳，又可益肾阴，此处取其温肾以健脾，补肾以益肝之效，温而不燥，补而不滞。

综上所述，白虎汤合苍附导痰汤加减主要功效为清胃降火，健脾化湿，疏肝补肾，调理脏腑，调节冲任以调经。该方兼顾脏腑与气血，固护先天及后天，既调体质又调情志，可谓治疗胃脾湿热型多囊卵巢综合征的良方。

2. 肝胃蕴热型

主症： 月经后期，量少或数月不行，经行有块，或月经延长，崩漏不止，甚或闭经不孕；常伴有烦躁易怒，经前胸胁、乳房胀痛，多食而不胖，面额痤疮，唇周细须显现，手足心热，口渴，便秘溲黄；舌质暗红，脉沉弦。

治法： 疏肝清热，化瘀除湿。

方剂： 清肝解郁汤加减。

组成： 柴胡15克，黄芩15克，姜半夏10克，桔梗25克，赤芍20克，当归20克，川芎10克，浙贝母20克，炙远志25克，茯苓25克，小通草5克，牡丹皮15克，皂角刺15克，川楝子25克，延胡索25克，甘草10克。

方药分析： 清肝解郁汤出自《医宗金鉴·外科心法要诀》，原方治疗"乳中结核"，文中论述："乳中结核梅李形，按之不移色不红，时时隐痛劳岩渐，证由肝脾郁结成。"原方为当归、生地黄、白芍（酒炒）、川芎、陈皮、制半夏各八分，贝母（去心，研）、茯神、青皮、远志（去心）、桔梗、紫苏叶、栀子

（生，研）、木通、甘草（生）各四分，香附（醋炒）一钱。此方疏肝理气，兼以补血活血，健脾化痰，现临床常用其治疗乳腺疾病。原方中以四物汤为主，因肝体阴以用阳，故养血以助肝之疏泄，使气机通畅，木郁达之，柔肝养血，疏肝解郁；香附、栀子、青皮、紫苏叶、木通入肝经，行肝气，清肝热；方中用半夏、陈皮、桔梗、贝母燥湿化痰，理气健脾，调节脾胃运化功能，以上四药合用以理气健脾，散结除湿；佐以远志、茯神交通心肾、宁心安神。

根据中医异病同治的原则，姚美玉教授喜用原方加减，再取小柴胡汤、金铃子散、消瘰丸之意，使其兼备疏肝、清热、化瘀、除湿的功能。

方中配伍柴胡、黄芩与姜半夏配伍而成小柴胡汤，小柴胡汤主治伤寒少阳病证。原方本就有疏肝解郁之性，此处去香附、栀子、青皮、紫苏叶不用，而用小柴胡汤，因为少阳主枢机，具有调和阴阳、脾胃、气血、三焦水道的作用，《伤寒论》中有云"上焦得通，津液得下，胃气因和，身濈然汗出而解"，而小柴胡汤恰入少阳，故姚美玉教授虽取清肝解郁汤之义，但以小柴胡汤为主方，辛开苦降以和解少阳枢机，"枢机利则百气转"，上焦得通，津液得下，五脏功能协调，肝气得疏，脾胃相和，肺气升降如常，既治肝郁之本，又清热，化瘀，除湿治其标，标本兼治。

肝体阴用阳，故方中以四物汤养肝血，增强小柴胡汤疏肝解郁之效。PCOS 患者由于冲任湿瘀互结而致月经不调，清肝解郁汤中有虽有一定通经作用，但活血化瘀之力不足，故方中加入川楝子、延胡索，即金铃子散，与四物汤配伍，疏肝养血，化瘀通经。金铃子散出自《太平圣惠方》，具有疏肝泄热、活血止痛之功效，主治肝郁化火证。方中川楝子味苦性寒，疏肝行气，清肝泻火止痛；延胡索苦辛性温，行气活血，擅长止痛。两药配伍一泄气分之热，二行血分之滞，善治气滞血瘀证。李时珍曰："用之中的，妙不可言。方虽小制，配合存神，却有应手取愈之功，勿以淡而忽之。"姚美玉教授善用川楝子与延胡索，川楝子既能够增强柴胡疏肝解郁的作用，又取柴胡主升、川楝子主降之性，调节气机升降功能；延胡索与方中芍药配伍，增强活血化瘀之力以通经，此处将原方中白芍易赤芍，与牡丹皮相须为用，清热凉血祛瘀以通经。

多数 PCOS 患者以月经不调为主症而伴有多毛、痤疮的兼症，另有一部分 PCOS 患者月经正常，但常有因痤疮或多毛症状就诊，究其病因，仍为湿瘀互结所致，故此处以方中浙贝母配伍皂角刺，取消瘰丸之意，清热祛湿，散结消痈。消瘰丸出自《医学心悟》，原方由玄参、牡蛎、贝母组成，具有清润化痰、软坚散结之功效，主治痰火凝结之瘰疬痰核。方中浙贝母配伍牡丹皮、小通草、远志清热化痰祛湿，清热之力已经足够，故去玄参而不用，再将牡蛎易为皂角刺，既避免了牡蛎的收涩作用，又增强软坚散结、活血化瘀的力量，上四味药合用共奏清热化痰，消肿排脓之效。

姚美玉教授用清肝解郁汤加减治疗非肥胖型 PCOS 瘀湿热互结型，既疏肝清热，又除湿化瘀，调畅枢机使气血津液运行如常，清脏腑之热使之各司其职，化机体之瘀、湿，使任冲之脉通达，月经得行，机体归于正常。

【小结】

由于PCOS的病因病机复杂多样，其证候特点亦多变，大部分学者认为PCOS为本虚标实之证，其中以肾虚为本，痰湿、血瘀为标，既往研究资料表明痰湿、血瘀既是PCOS的病理产物，也是其病理基础和主要致病因素，痰瘀壅滞于胞宫而发为本病，故多从补肾健脾、疏肝化瘀、化痰除湿论治PCOS，而鲜有人考虑清热。刘完素在《黄帝素问宣明论方》中提出"以妇人月水，一月一来如期，谓之月信，其不来，则风热伤与经血，故血在内不通。"在《素问病机气宜保命集·妇人胎产论》中指出"如女子不月，先泻心火，血自下也"，以及有热伤经血的论述，并以清热凉血论治闭经。我们认为肥胖型PCOS病机为胃强脾弱，胃热脾湿，痰热互结，痰热内蕴，困阻气机，清阳不升，浊阴不降，聚而生痰生瘀，阻滞气血，困扰冲任，经血不利，孕育难成而为PCOS。而非肥胖型PCOS以肝郁为主，肝火犯胃而有胃火，木克脾土而有脾湿，木火刑金则有肺热，肝郁气滞而有血瘀，湿瘀热相结而出现PCOS的一系列表现。故治疗PCOS时应审证求因，精准辨证，切不可忽略清热。

三、病案举例

高某，女，17岁，未婚。2019年6月9日初诊。

主诉：月经3~6月一行，经期持续7~15天1年余。

现病史：该患者12岁月经初潮，既往月经正常，近1年因学习压力较大，饮食无节制，缺乏锻炼，体重迅速增长，月经失调，曾于外院就诊，诊断为多囊卵巢综合征，遵医嘱口服达英-35治疗2个月，优思明1个月，停药后症状反复。患者现身高175cm，体重95千克，月经周期3~6月，经期7~15天，量中，色暗红，有血块，经前偶有轻微乳胀。末次月经2019年6月7日，末前次月经2019年2月25日。患者面部痤疮明显，颈部黑棘皮症，体毛较多，身热多汗，身胖倦怠，喜食冷饮，睡眠尚可，大便黏腻，小便稍黄，舌质红，舌体胖大有齿痕，舌苔黄腻，脉沉滑微数。

辅助检查： 性腺激素六项示FSH2.78mIU/mL，LH6.27mIU/mL，PRL9.12ng/mL，E2 54ph/mL，P 0.1ng/mL，T 70.9ng/dL；空腹胰岛素40.5μIU/mL；盆腔超声示子宫内膜厚9.8mm，回声均匀，双侧卵巢呈多囊状态。

诊断： 多囊卵巢综合征（胃热脾湿型）。

处方： 石膏30克，知母15克，苍术（炒）15克，香附15克，陈皮15克，茯苓25克，半夏（姜）10克，胆南星10克，甘草10克，柴胡10克，黄芩15克，丹参30克，黄连10克，当归15克，赤芍20克，菟丝子30克，竹茹15克，白芥子10克。

按语： 该患者因学习压力大，肝失疏泄，三焦不利，故停痰，停水，停饮，肝火横逆犯胃，故胃中有热，消谷善饥而致形体肥胖；饮食不节，忧思过度，损伤脾气，脾失健运，痰湿内生，痰热互结，阻滞冲、任胞脉而致月经稀少，经闭不来或经期延长。胃中湿热下迫大肠，故大便黏腻不爽，肺与大肠相表里，肺主皮毛，肺中湿热上蒸头面出现痤疮，发于肌肤则多毛，舌质红，舌苔黄腻，脉沉滑微数皆为湿热蕴结而来。姚美玉教授将其辨证为胃热脾湿型，治以清热和胃，健脾化痰为主。方用白虎汤合苍附导痰汤加减，两方合用，祛痰不助热，清热不助痰，痰热并除，既调冲任，又控制体重。

四、经典回顾

（一）经典文献中月事不来与热相关的论述

《素问·评热病论》曰："月事不来者，胞脉闭也。胞脉者属心而络于胞中，今气上迫肺，心气不得下通，故月事不来也。"

《黄帝内经素问直解》曰："胞脉主冲任之血，月事不来者，乃胞脉闭也。中焦取汁，奉心化赤，血归胞中，故胞脉者，属心而络于胞中，今水气上迫肺，心气不得下通，故月事不来也，此申明月事不来之义也。冲脉任脉，皆起于胞中，循背里，散胸中，会咽喉，络唇口，淡渗皮肤，行于周身，月事不来，由于胞脉之闭，则热从胸背上至头手热，亦由胞脉之热。"

《素问病机气宜保命集·妇人胎产论》曰："如女子不月，先泻心火，血自下也。"

（二）经典文献中应用健脾化痰法治疗经闭不行及不孕的论述

《女科切要》云："肥白妇人，经闭而不通者，必是痰湿与脂膜壅塞之故也。"

《陈素庵妇科补解·调经门》云:"经水不通有属积痰者。大率属脾气虚,土不能制水,水谷不能化精,生痰不生血。痰久则下流胞门,闭塞不行,或积久成块,占住血海,经水闭绝。"

《兰室秘藏》曰:"痰气盛者,必肥妇也,毋论身肥则下体过胖,子宫缩入,难以受精,即或男子甚健,鼓勇而战,射精直入,而湿由膀胱,必有泛滥之虞。"

《丹溪心法·子嗣》曰:"若是肥盛妇人,禀受甚浓,恣于酒食之人,经水不调,不能成胎,谓之躯脂满溢,闭塞子宫。"

【苍附导痰丸(《叶氏女科证治·卷一》)】

处方: 苍术2两,香附2两,枳壳2两,陈皮1两5钱,茯苓1两5钱,胆南星1两,甘草1两。上为末,姜汁和神曲为丸。

主治: 形盛多痰,气虚,至数月而经始行;形肥痰盛经闭;肥人气虚生痰多下白带。

用法用量: 淡姜汤送下。数月行经宜服苍附六君汤,兼服本方;肥人白带,多痰,宜服柴术六君汤,兼服本方。

(三)《金匮要略》中应用活血化瘀法治疗经闭不行的论述

1.温经汤

《金匮要略·妇人杂病脉证并治》:"问曰:妇人年五十所,

病下利，数十日不止，暮即发热，少腹里急，腹满，手掌烦热，唇口干燥，何也？师曰：此病属带下。何以故？曾经半产，瘀血在少腹不去，何以知之？其证唇口干燥，故知之。当以温经汤主之。"

原方：吴茱萸三两，当归二两，芎䓖二两，芍药二两，人参二两，桂枝二两，阿胶二两，生姜二两，牡丹皮（去心）二两，甘草二两，半夏半升，麦门冬（去心）一升。

上十二味，以水一斗，煮取三升，分温三服，亦主妇人少腹寒，久不受胎，兼取崩中去血，或月水来过多，及至期不来。

2. 抵当汤

《金匮要略·妇人杂病脉证并治》："妇人经水不利下，抵当汤主之。亦治男子膀胱满急，有瘀血者。"

原方：水蛭（熬）三十个，虻虫（熬，去翅足）三十个，桃仁（去皮尖）二十个，大黄（酒浸）三两。

上四味，为末，以水五升，煮取三升，去滓，温服一升。

第三节　从病机论治妇科腹痛

一、概述

妇科腹痛是一种临床上常见的妇科疾病，是发生于女性患者生殖脏器的一系列以疼痛为主要症状的疾病。一身之疼痛均有相同的病机，发为不同的临床表现是因为疼痛所发病位不同。病位在颅脑清窍，则发为头痛，病位在四肢骨节，则发为身痛，而病位在胞宫冲任，则发为妇科腹痛。

疼痛是临床上最常见的一种自觉症状，有虚实之分，其发病机制可概括为不通则痛和不荣则痛两种。《医宗必读·心腹诸痛》中说："近世治痛有以诸痛属实，痛无补法者；有以通则不痛，痛则不通者；有以痛随利减者，互相传授，以为不易之法。"实证疼痛多因感受外邪、气滞血瘀、痰浊凝滞，或食积、虫积、结石等阻滞脏腑经脉，气血运行不畅所致，即"不通则痛"，多为新病疼痛，表现为胀痛、刺痛、窜痛、固定痛、绞痛等，痛势剧烈，持续不解，或痛而拒按。《素问·举痛论》中有："脉泣则血虚，血虚则痛。"《医宗金鉴》中有："伤损之证，血虚作痛。"虚证疼痛多因阳气亏损，精血不足，脏腑经脉失养所致，即"不荣则痛"，多为久病疼痛，表现为隐痛、空痛、坠痛等，痛势较轻，时痛时止，或痛而喜按。

妇科腹痛是周身疼痛中的一种，多表现为下腹部疼痛，或伴有腰骶、腿部疼痛不适。姚美玉教授认为本病的病位主要在胞宫，发病与冲、任二脉气血失调具有关联性，在排除周围其他器官疾病后，根据疼痛发病时期可明确诊断。

二、经方论治妇科腹痛

在《金匮要略》的妇人病三篇中有大量治疗妇人腹痛的方剂，其中桂枝茯苓丸、附子汤、芎归胶艾汤、当归芍药散主要治疗妊娠腹痛，枳实芍药散、下瘀血汤、内补当归建中汤主要治疗产后腹痛，红蓝花酒方、小建中汤主要治疗妇人腹痛及痛经。同时，后世的大量医家均对妇科腹痛有相应的论述。姚美玉教授通过长期的临床实践总结，总结出了一套独特的辨证、治疗方法，取得了良好的临床疗效。

姚美玉教授采用了"三辨合并"的方法论治妇科腹痛。"三辨"即辨病、辨证、辨症。"辨病"即辨疾病种类，姚美玉教授认为在妇科腹痛中，病位均在冲任胞宫，主要依据发病的时期不同来辨病，可区分为经行腹痛（即痛经）、妇人腹痛、妊娠腹痛、异位妊娠、产后腹痛及其他特殊病症；"辨证"即审证求因，根据患者的一系列症状和体征来辨寒热虚实，决定疾病的证型；"辨症"即随症加减，针对一些特殊的症状采取特殊的药物来治疗，例如各经头痛的引经药等。

在"三辨合并"的基础上，姚美玉教授常采用经方治疗妇科腹痛，主要取用了当归芍药散，出自《医学衷中参西录》的寿胎丸，出自《刘奉五妇科经验》的产后生化汤，融合了大温经汤与当归四逆汤而成的温经止痛汤等经典方剂，经过多年的临床实践发现，经方治疗妇科腹痛临床有效率高，疗效显著，值得推广。

（一）一般认识

1. 病位

姚美玉教授认为本病的病位主要在胞宫，与冲任二脉气血失调具有关联性。

2. 病因病机

（1）冲任气血不调，胞宫失荣

胞宫为奇恒之腑，是身体内的脏腑之一。任何脏腑均需要气血的濡养才能维持正常的生理功能，而胞宫自身并不能产生气血，它有赖于一身气血通过冲任二脉濡养才能发挥其正常的功能。同时，女性特有的经、孕、产、乳等特殊的生理过程要大量消耗气血，当一身气血本就不足时，这些生理过程加剧了全身气血的亏虚，使得冲任二脉气血不足，胞宫得不到充足的濡养，出现疼痛，即"不荣则痛"。

（2）冲任气血失调，胞宫阻滞

女性在经期、产后，生理变化急骤，更易受体质、外感六淫、内伤七情、生活所伤等因素的影响而导致脏腑失调，进而影响冲任气血的运行，产生痰饮、瘀血等病理产物，干扰、阻滞胞宫气机，产生瘀滞。同时，胞宫自身与外界相通，可直接受邪，产生瘀滞。胞宫气机不畅，进而使气血运行不畅，而致疼痛，即"不通则痛"。

（3）空腔脏器内异物阻滞气机

胞宫为空腔脏器，有六腑"以通为用"的特点。当胞宫被异常恶露、节育环、癥瘕等异物所干扰，阻滞气机，气血运行不畅，而致疼痛，即"不通则痛"。

（二）辨证论治

1. 辨证要点

胞宫称女子胞，又称子宫，是奇恒之腑之一，亦名子脏、子处、胞脏、血脏。《医经精义》中记载，胞宫位于带脉之下，小腹正中，前邻膀胱，后有直肠，下口连接阴道，为妇女产生月经和孕育胎儿的器官。当胞宫及其周围组织器官出现病变，均可出现以小腹或少腹疼痛为主的症状，故诊断时应先排除其他组织器官的疾病，然后根据发病时期的不同，分别诊断为经期腹痛、妇人腹痛、妊娠腹痛和产后腹痛。

（1）周围器官疾病的鉴别

胞宫位于小腹，通过韧带与腰骶相连，胞宫疾病以小腹或少腹疼痛为主症，或伴有腰骶疼痛、前阴痛及带下异常，但胞宫前有膀胱，后有肠道，这些周围器官发生病变时也可出现相似的小腹或少腹疼痛，故应予以鉴别。

1）阑尾炎

阑尾点位于右侧髂前上棘与脐连线的外三分之一与内三分之二交界处，发生疼痛时易与右侧盆腔炎所引起的疼痛相混淆，故应予以鉴别。

诊断：有转移性右下腹疼痛病史，有厌食、恶心、呕吐等胃肠道症状，伴有乏力、发热等全身症状；右下腹麦氏点压痛、反跳痛，肌紧张；血常规白细胞计数及中性粒细胞百分比升高，腹部平片可见盲肠扩张和液－气平面，超声检查可见肿大的阑尾或脓肿，CT 与超声征象相似。

慢性阑尾炎常有急性阑尾炎发作病史，也可能症状不重或不典型，常有右下腹疼痛，可仅为隐痛或不适，剧烈活动或饮食不节可诱发急性发作。主要体征为麦氏点压痛。X 线钡剂灌肠透视检查可见阑尾不充盈或充盈不全，阑尾腔不规则，72 小时复查阑尾腔内仍有钡剂残留，即可诊断慢性阑尾炎。

2）尿路感染

膀胱位于子宫前方，输尿管位于后腰，发病时与宫腔发生炎症及盆腔炎累及韧带时发生的腰痛较相似，故应予以鉴别。

诊断：尿频、尿急、尿痛等尿路刺激征伴或不伴发热及腰痛，终末血尿；下尿路感染时耻骨上膀胱区可有压痛，但无腰部压痛；上尿路感染时肾区、肋脊角压痛、叩击痛；尿沉渣检查白细胞增多，也可有红细胞，尿培养常有阳性结果。

3）肠易激综合征（IBS）

小肠位于子宫后方，发生肠易激综合征时出现的腹痛、坠胀感、里急后重感与盆腔炎有盆腔积液时的腹痛、里急后重感类似，故应予以鉴别。

诊断：通常采用罗马Ⅲ诊断标准。①病程6个月以上且近3个月来持续存在腹部不适或腹痛，并伴有下列特点中至少2项：a. 症状在排便后改善；b. 症状发生伴随排便次数改变；c. 症状发生伴随粪便性状改变。②以下症状不是诊断所必备，但属常见症状，这些症状越多，越支持IBS的诊断：a. 排便频率异常（每天排便>3次或每周<3次）；b. 粪便性状异常（块状硬便或稀水样便）；c. 粪便排出过程异常（费力、急迫感、排便不尽感）；d. 黏液便；e. 胃肠胀气或腹部膨胀感。③缺乏可解释症状的形态学改变和生化异常。

（2）妇科腹痛的诊断

妇科腹痛在诊断时首先要排除周围器官病变及全身病变等其他疾病，随后根据发病时期的不同，结合西医诊断依据，将妇科腹痛分为痛经、妇人腹痛、妊娠腹痛、异位妊娠、产后腹痛及妇科急腹症。

（3）寒热虚实的鉴别

妇科腹痛辨证首辨寒热虚实。须根据痛经发生的时间、部位、疼痛的性质及程度，结合月经的情况、全身证候与患者素体情况等，辨其虚实、寒热、在气、在血。一般而言，痛在小腹正中多为胞宫瘀滞；痛在少腹一侧或两侧，病多在肝；痛连腰骶，病多在肾；经前或经行之初疼痛者多属实；月经将净或经后疼痛者多属虚；挚痛、绞痛、灼痛、刺痛、拒按多属实；隐痛、坠痛、喜揉喜按多属虚；绞痛、冷痛、得热痛减多属寒；灼痛、得热痛剧多属热；胀甚于痛、时痛时止多属气滞；痛甚于胀、持续作痛多属血瘀。

2. 辨病治疗

姚美玉教授擅长运用大温经汤、当归四逆汤、当归芍药散、琥珀散、小柴胡汤等经方治疗妇科腹痛，主要治疗原则为调理冲任气血，虚则补之，实则泻之。经多年实践，临床疗效显著。

（1）妊娠腹痛

妊娠腹痛的治疗见于《金匮要略》。本病病位在胞宫，同时当胎动不安、胎萎不长、滑胎等疾病在诊断过程中确认为宫内妊娠、活胎，是以腹痛、腰痛为主症时，均可以妊娠腹痛论治。治则均以安胎为主，可分为肾虚证、气血不足证、气血瘀滞证，可用当归芍药散治疗。

肾虚证——补肾益气，固冲安胎——当归芍药散合寿胎丸。

气血不足证——益气固冲安胎——当归芍药散合寿胎丸加党参、黄芪。

气血瘀滞证——祛瘀固冲安胎——当归芍药散合寿胎丸加丹参。

1）当归芍药散

出处:《金匮要略》:"妇人怀妊，腹中疞痛，当归芍药散主之。"妇人腹中诸疾痛，当归芍药散主之。"

组成： 当归、芍药、茯苓、白术、泽泻、川芎。

功效： 疏肝健脾利湿。

主治： 妇人妊娠，肝郁气滞，脾虚湿胜，腹中疼痛。现用于妇女功能性水肿、慢性盆腔炎、功能性子宫出血、痛经、妊娠阑尾炎，以及慢性肾炎、肝硬化腹水、脾功能亢进等属脾虚肝郁者。

2）寿胎丸

出处：《医学衷中参西录》："治滑胎。菟丝子（四两，炒炖），桑寄生（二两），川续断（二两），真阿胶（二两）。"

组成： 菟丝子、桑寄生、川续断、阿胶。

功效： 补肾益气，固冲安胎。

主治： 补肾，安胎。治肾虚滑胎及妊娠下血、胎动不安、胎萎不长者。

姚美玉教授在治疗妊娠腹痛、胎动不安等病时擅长运用当归芍药散。当归芍药散能补能行，在治疗妊娠病时既能补养气血以养胎，又能行气利湿以助气血运行。

在妊娠过程中，胞宫的生理功能与胎儿的生长发育均有赖于气血的濡养，气以载胎，血以养胎，并以血为主。当血不足时，便会因"不荣则痛"而出现腹痛，治疗上应养血以缓急止痛，当归芍药散中芍药、甘草酸甘化阴，有缓急止痛之效。

肝主疏泄，调和气血，与肾同源，安胎当注意调肝。当肝失疏泄，可使冲任气血不足，不荣则痛，也可使冲任气血不通而生瘀滞，不通则痛。因此治疗妊娠腹痛时应注意子母同治，疏肝则益肾，益肾则安胎。同时，妊娠期为保胎一般不使用行气类药物，更多是运用养肝血之法。当归芍药散中川芎本就能行，当归、白芍又可以养肝之体以疏肝之气，既能养血，又能化瘀，以达止痛安胎之效。

脾胃为后天之本，一身气血均来自脾胃所运化的水谷精微。肝失疏泄，气机郁滞，易致脾失健运，故曰见肝之病，知肝传脾。当归芍药散可泻脾湿，助脾运，先生血以濡养胞宫，再化湿行气以使冲任调达，助气血运行，祛瘀止痛。

姚美玉教授在治疗妊娠腹痛、胎动不安等疾病的过程中还善于运用寿胎丸。肾与胞宫有一条直接的经络联系,《素问·奇病论》又云："胞络者，系于肾。"肾脉还与任脉交会于关元穴，与冲脉下行支并行，与督脉"贯脊属肾"，因此肾与胞宫在经络上联系紧密。在功能上，肾为先天之本，人体生殖器官的发育及生殖能力均取决于肾精及肾气的盛衰，而精又为化血之源，直接为胞宫的胎孕提供物质基础。肾主生殖，而胞宫的全部功能体现就是生殖功能，故安胎必固肾。因此在治疗妊娠腹痛时首选寿胎丸补益肾气以安胎元。

故妊娠腹痛的三个证型均可运用当归芍药散合寿胎丸加减来治疗。

随症加减：①去泽泻：泽泻有利水渗湿的功效，在无明显小便不利、水肿等水湿病症时常不用。血水同源，若利湿太过易伤阴血，而胎儿正需要气血滋养，贸然使用泽泻易加重"不荣则痛"的情况；同时泽泻性寒，滑利峻下，也易伤胎，故无湿证不用。②加丹参：丹参性平和，能祛瘀生新，活血不伤正，既能活血，又能养血，故《本草便读》中有"一味丹参，功同四物"的说法。现代药理研究显示，丹参中的丹参酮、丹参素等成分能改善微循环，降低血液黏度，促进血液流速，还能抑制血小板和凝血功能，激活纤溶，对抗血栓形成，对抗心磷脂抗体阳性的患者疗效显著，且不伤胎，故常用于妊娠腹痛及胎动不安等症。③加艾叶：艾叶性温，尤善治疗下元虚冷、冲任不固，又是温经止血之要药，是安胎要药，与当归芍药散中的川芎、阿胶、芍药、当归等同用，即《金匮要略》胶艾汤，温经散寒以止痛。④有热：加生地黄，即四物汤，以养肝血，清肝热；或加黄芩，引药入肝经以清肝热。

（2）产后腹痛

产后腹痛、恶露不尽虽主症不同，但均有腹痛和恶露异常，属西医子宫复旧不良的范畴。属虚、瘀，治法宜益气养血，祛瘀止痛，方用产后生化汤。但也有少数属感染邪毒的病情较重者，应采用中西医结合治疗，必要时行手术治疗。中医治疗时应以卫气营血辨证为主，以热入血室论治。

气血不足证——益气养血——产后生化汤加党参、黄芪等。

气血瘀滞证——温经活血——产后生化汤加王不留行、通草等。

现今大多教科书认为生化汤出自《傅青主女科》，后世各代医家在此基础上做出了众多改动，都各有不同。

《傅青主女科》生化汤：全当归24克，川芎9克，桃仁6克，干姜2克，炙甘草2克，老酒20克。功效：化瘀生新，温经止痛。

《景岳全书》钱氏生化汤：当归5钱，川芎2钱，炙甘草5分，焦姜3分，桃仁10粒，熟地黄3钱，大枣2枚。功效：

活血化瘀，温经止痛。

《刘奉五妇科经验》产后生化汤：当归3钱，川芎1钱，红花1钱，益母草1钱，泽兰1钱，桃仁5分，炙甘草5分，炮姜5分，山楂2钱，老酒5钱。功效：养血活血，扶正祛瘀。

在上述几个生化汤中，姚美玉教授常用《刘奉五妇科经验》产后生化汤来治疗产后腹痛与恶露不绝等症。产后耗气亡血，多因虚而停瘀，有多虚、多瘀、多寒的特点，产后生化汤中活血药多而量轻，可通利血脉而养血，活血，化瘀，起到温、补、化的功效。同时刘奉五生化汤在《傅青主女科》生化汤的基础上加入了益母草、泽兰、山楂，善入胞脉，可行胞中之瘀滞，以达祛瘀生新之效，更适合产后腹痛的患者。

产后多需哺乳，在治疗产后腹痛的同时应兼顾通乳，促进子宫复旧，并注意用药安全。可加用王不留行、桔梗、通草、龙骨、牡蛎，既能起到通乳化水之效，又能理血通经，镇静散结，调理胞宫气血，加强了祛瘀生新的作用。

女子情志多忧郁，尤其产后心理、生理变化巨大，情志更易不舒。可在产后病的治疗中加入小柴胡汤：柴胡、黄芩、党参、姜半夏，疏肝理气，调节情志。当肝气调达，又可加强化瘀的作用，促进胞脉的气血通畅。

随症加减：①恶露不止，减当归，加炒蒲黄。②感染邪毒，加夏枯草、金银花、土茯苓，严重者应采用中西医结合治疗，采取卫气营血辨证论治，并在必要时行手术治疗。③伴产后身痛、腰痛，加狗脊、穿山龙，腿痛加羌活。

（3）痛经

痛经分为原发性痛经与继发性痛经，姚美玉教授认为原发性痛经以虚寒证多见，治则为温经扶阳，养血止痛，而继发性痛经以实寒证多见，治则为温经散寒，活血止痛。无论是原发性痛经还是继发性痛经，都应注意急则治其标，缓则治其本。经后专注治本，调理冲任气血，经前则同时兼顾治标和治本。姚美玉教授常用自拟的温经止痛汤治疗。

虚寒证——温经扶阳，养血止痛——温经止痛汤加减。

实寒证——温经散寒，活血止痛——温经止痛汤加莪术、皂角刺等。

气滞血瘀证——疏肝行气，化瘀止痛——温经止痛汤加柴胡、黄芩等。

温经止痛汤为姚美玉教授自拟方，是在大温经汤合当归四逆汤的基础之上变化而来，多在经期7~10天开始用药。

1）大温经汤

出处：《金匮要略·妇人杂病脉证并治》载："妇人年五十所，病下利，数十日不止，暮即发热，少腹里急，腹满，手掌烦热，唇口干燥，何也？师曰：此病属带下，何以故？曾经半产，瘀血在少腹不去。何以知之？其证唇口干燥，故知之，当以温经汤主之。""亦主妇人少腹寒，久不受胎，兼取崩中去血，或月水来过多，及至期不来。"

组成：吴茱萸、当归、白芍、川芎、人参、桂枝、阿胶、牡丹皮、生姜、甘草、半夏、麦冬。

功效：温经散寒，养血祛瘀。

2）当归四逆汤

出处：《伤寒论》："手足厥寒，脉细欲绝者，当归四逆汤主之。"

组成：当归、桂枝、芍药、细辛、甘草、通草。

功效：温经散寒，养血通脉。

姚美玉教授自拟温经止痛汤是在大温经汤合当归四逆汤的基础上去阿胶、麦冬、人参、吴茱萸，加延胡索、香附、蒲黄、没药、狗脊、穿山龙而成，方药组成为当归、白芍、川芎、桂枝、牡丹皮、生姜、半夏、细辛、甘草、通草、延胡索、香附、蒲黄、没药、狗脊、穿山龙，具有温经通脉、养血祛瘀的功效。

姚美玉教授认为，痛经多寒证，无论虚寒实寒均有瘀，且无论虚寒实寒均有虚。寒性收引，无论虚寒还是实寒，均主凝，主痛，故血脉瘀结。正如《素问·举痛论》云："寒气入经而稽迟，泣而不行，客于脉外则血少，客于脉中则气不通，故卒然而痛。"血液得寒则凝，凝涩而运行不畅，瘀滞不散，形成瘀血；而虚寒时也有阳虚、气虚，气虚则运血无力，阳虚则脉道失于温通而涩滞，继而形成瘀血。瘀血形成后又易阻滞气机，影响血脉运行，循环往复致"不通则痛"。故无论虚寒、实寒均有瘀。

同时，实寒阻碍气血运行，使全身各脏腑气血瘀滞，进而生血不足；虚寒阳气不足，脏腑无力化生气血，再加上瘀血也会耗伤阴血，故无论虚寒实寒均有虚，因此痛经常常是虚与瘀合。而大温经汤温经与祛瘀并用，以温经为主，养血与活血并用，以养血为主，非常适合用于痛经的治疗。故无论虚寒、实寒均以大温经汤为主方。

寒性收引，且瘀血停滞，使经脉血行不畅，阳气闭郁于内，不能达于体表四末；或血虚寒厥，阴寒内盛，四肢失于温煦，故痛经除小腹及胞宫之外，多伴有手足冰冷，而当归四逆汤是《伤寒论》中主治血虚寒厥证的方剂，主要功效为温经散寒、养血通脉。其中细辛入肾经，善除脏腑之阴寒固痛；通草善引经下行，通行血脉，又可活血通气，故常用于痛经伴四肢冰冷的患者。

随症加减： 痛经以腹痛为主症，但大温经汤原方中以养血为主，活血祛瘀的力量不足，故加入延胡索、香附、蒲黄、没药等药物增强化瘀之功效。延胡索擅活血、行气、止痛，专治一身上下诸痛；香附是妇科调经止痛之要药，且现代药理显示，香附浸膏对子宫有抑制作用，醇提物有抗炎、镇痛作用；蒲黄、没药能行血通经，消瘀止痛，常用于妇科瘀滞痛症。故加入延胡索、香附、蒲黄及没药以对症止痛，以达到减轻痛经症状的目的。

子宫位于盆腔之中，通过韧带与腰骶相连，当子宫及周围组织发生病变时，常波及腰骶部，导致腰痛、腿痛。狗脊、穿山龙能补肝肾，强腰膝，对症治疗腰腿疼痛。

姚美玉教授认为，痛经虽以寒证多见，但也有气机瘀滞、生湿夹痰或郁而化热之证。其病因虽为气滞，但仍以血瘀为标。肝主疏泄，如气滞明显，气机不畅，容易造成气滞血瘀，表现为脾气暴躁、腹痛拒按；疏泄失调，三焦水道通行不利，易生湿成痰，进而阻碍血脉而生瘀。湿、痰、瘀停于面部，即发为痤疮；停于脏腑，则发为结节。故仍可用温经止痛汤治疗，可加柴胡、黄芩，配伍方中的半夏即为小柴胡汤，调理三焦气机以疏肝理气，活血祛瘀。

若气滞化热，但仍有寒滞于肝脉，为寒热错杂之证，可加大牡丹皮用量以清血分之热。此类病变多表现于平时，应注重经后的调理以治其本。可去桂枝，并合用柴胡、黄芩、浙贝母、皂角刺、夏枯草等以加强疏肝理气、清热化湿之效。但于经前、经期发生痛经时，又时常有寒证的表现，如手足、小腹冰冷，喜温喜按等，仍应使用温经止痛汤进行治疗。

痛经虽有虚寒证，但痛经患者多为年轻人，气血亏虚严重较少见，以瘀相合者多见，故去原方中的阿胶、麦冬、人参。若遇气血亏虚明显的患者，出现面色㿠白、少气乏力、畏寒肢冷等症状，仍可加用阿胶、麦冬滋阴润燥，人参、甘草益气健脾，以资生化之源，共奏养血止痛之功。

（4）妇人腹痛

妇人腹痛始见于《金匮要略》："夫人腹中诸疾痛，当归芍药散主之。""妇人腹中痛，小建中汤主之。"但未明确提出病名。直到第六版《中医妇科学》中，首次明确"妇人腹痛"的病名，可对应西医学中的盆腔炎性疾病及其后遗症、盆腔瘀血综合征等疾病。本病临床常见肾阳虚衰证、血虚失荣证、感染邪毒证、湿热瘀结证、气滞血瘀证、寒湿凝滞证，其中尤以虚寒、实寒、气滞和血瘀四种证型最为常见。姚美玉教授认为，其治则及选方用药基本与痛经相同，但妇人腹痛常反复发作，缠绵难愈，多与湿相合，应在温经止痛汤的基础上加入茯苓、苍术、泽泻、猪苓等药物以化湿浊，防止复发；而气滞型为温经止痛汤加柴胡、黄芩，可直接通过通利三焦而祛湿浊。唯感染邪毒证与湿热蕴结证需再论述。

湿热蕴结证——清热除湿，化瘀止痛——清热调血汤或止带方。

感染邪毒证——清热解毒，凉血化瘀——解毒活血汤或桃核承气汤或大黄牡丹汤。

1）清热调血汤

出处：《古今医鉴·卷十一》："治经水将来，腹中阵阵作痛，乍作乍止，气血俱实。"

组成：当归、川芎、白芍、生地黄、桃仁、红花、黄连、香附、延胡索、牡丹皮、莪术。

主治：妇人经水将来，腹痛，乍作乍止，气血俱实。具体症状为经前、经期小腹灼热胀痛，拒按，经色暗红，质稠有块；或伴腰骶部胀痛，或平时小腹时痛，经来疼痛加重。多数患者有低热起伏，小便短黄，平时带下色黄，味臭秽，舌红，胎黄腻，脉弦数或濡数。

功效：清热除湿，化瘀止痛。

2）止带方

出处：《世补斋医书·不谢方》。

组成：猪苓、茯苓、车前子、泽泻、茵陈、赤芍、牡丹皮、黄柏、栀子、牛膝。

主治：湿热下注之带下量多、色黄或黄绿如脓。

功效：清利湿热止带，佐以解毒杀虫。

3）解毒活血汤

出处：《医林改错·卷下》。

组成：连翘二钱，葛根二钱，柴胡三钱，当归二钱，生地黄五钱，赤芍三钱，桃仁（研）八钱，红花五钱，枳壳一钱，甘草二钱。

主治：温暑痧邪，深入营分，转筋吐下，肢厥汗多，脉伏溺无，口渴腹痛，面黑目陷，势极可危之症。

功效：清热解毒，凉血活血。

4）桃核承气汤

出处：《伤寒论》："太阳病不解，热结膀胱，其人如狂，血自下，下者愈。其外不解者，尚未可攻，当先解外。外解已，但少腹急结者，乃可攻之，宜桃核承气汤。"

组成：桃仁、大黄、甘草（炙）、桂枝、芒硝。

主治：下焦蓄血证。少腹急结，小便自利，神志如狂，甚则烦躁谵语，至夜发热；以及血瘀经闭，痛经，脉沉实而涩者。

功效：逐瘀泻热。

5）大黄牡丹汤

出处：《金匮要略·疮痈肠痈浸淫病脉证并治》："肠痈者，少腹肿痞，按之即痛如淋，小便自调，时时发热，自汗出，复恶寒，其脉迟紧者，脓未成，可下之，当有血。脉洪数者，脓已成，不可下也。大黄牡丹汤主之。"

组成：大黄、芒硝、桃仁、牡丹皮、冬瓜仁。

主治：肠痈初起，湿热瘀滞证。症见右下腹肿痞，疼痛拒按，按之痛如淋，小便自调，时时发热，自汗恶寒，或右足屈而不伸，苔黄腻，脉滑数。

功效：泻热破结，散结消肿。

姚美玉教授认为妇人腹痛病位在胞宫，以腹痛为主症，累及腰腿，常伴带下量多、色黄。本病特点为反复发作，缠绵难愈，姚美玉教授认为此与湿相关，其因多瘀与湿相合为病。虚寒之证阳气不足，失其温煦，气化功能失调，水液代谢障碍，易生湿邪；而实寒为阴邪，易伤阳气，即生湿浊，且寒常与湿同时侵袭人体，故无论虚寒、实寒均易夹湿。妇人情绪波动较大，七情内伤，肝失疏泄，气机郁滞，津液停聚可生湿浊。湿浊一旦产生，又会阻碍气血运行、影响水液代谢，故气滞血瘀常挟湿。胞宫与外界相通，湿热之邪或邪毒可直接侵入胞宫而致妇人腹痛。故妇人腹痛常与湿相合，湿性黏滞，胶着难解，易反复发作，缠绵难愈。故治疗妇人腹痛，无论哪个证型均应注意活血与祛湿并用，在温经止痛汤的基础上加入茯苓、苍术、泽泻等药物以化湿浊，治病求本，防止反复发作。

清热调血汤、止带方均活血化瘀与祛湿并用，但清热调血汤是桃红四物汤加黄连、香附、延胡索、牡丹皮、莪术而成，以活血祛瘀清热为主，黄连燥湿为辅，故更擅化瘀，而利湿力量不足，故应加入薏苡仁、车前子等药物以加强化湿之力；而止带方中猪苓、茯苓、黄柏、茵陈、泽泻均以利水化湿为主，赤芍、牡丹皮化瘀为辅，更擅利湿止带，用于以湿为主，带下量多、黄稠、臭秽明显的患者。

解毒活血汤、桃核承气汤与大黄牡丹汤均可清热解毒，凉血化瘀，但解毒活血汤重在化瘀与退热，用于不伴腑实证，以发热为主症的患者。大黄牡丹汤与桃核承气汤常用于病变波及阑尾、肠道的患者，多伴有大便燥结等阳明腑实证，既能活血化瘀，又能通腑泄热，使热从下出。桃核承气汤擅破瘀泄热，可因势利导，破血下瘀泄热以祛除下焦之蓄血；而大黄牡丹汤擅化湿浊，用于在阳明腑实证的基础上伴有带下浓稠臭秽的患者。三方均有除湿之力。若热入营血，症见斑疹隐隐者，应用清营汤清营解毒，散瘀泄热。

三、病案举例

【病案1】

窦某，女，21岁。

主诉：初潮后1年痛经至今。

现病史：该患初潮后1年无明显诱因开始痛经，经量正常，痛经明显，喜温喜按，痛连腰骶，伴恶心、手足逆冷，每次经行第1~5天小腹冰冷、腹泻、嗜睡。末次月经2018年8月11日。舌质暗，苔白，脉沉。

辅助检查：B超检查示子宫内膜厚6.7mm，子宫肌层回声不均。

中医诊断：痛经（虚寒证）。

处方：大温经汤合当归四逆汤加减。

组成：当归15克，川芎10克，白芍25克，延胡索25克，香附15克，蒲黄15克，没药10克，狗脊30克，桂枝15克，泽兰25克，穿山龙30克，羌活5克，通草10克，甘草10克。痛剧、手足逆冷时加服细辛3克。

水煎早晚分服。

【病案2】

王某，女，43岁。

主诉：右下腹胀痛3个月。

现病史：该患经量较正常稍少，色常，经前乳胀明显；3月前与家人争吵后出现右下腹胀痛，拒按，矢气后稍缓解，伴腰痛、胸闷、失眠。平素脾气急躁，有乳腺小叶增生病史、剖宫产病史。末次月经 2019 年 6 月 5 日。舌质暗，苔薄白，脉弦细。

辅助检查：妇科检查右侧附件区增厚、压痛（＋），B 超检查未见明显异常。

中医诊断：妇人腹痛（气滞血瘀证）。

处方：琥珀散合小柴胡汤加减。

组成：当归 15g，牡丹皮 15，赤芍 15g，延胡索 25g，三棱 10g，莪术 10g，穿山龙 30g，狗脊 30g，黄芩 10g，柴胡 15g，合欢皮 25g，远志 15g，皂角刺 15g，半夏 10g，香附 15g，甘草 10g。

【病案 3】

李窦某，女，31 岁。

主诉：停经 54 天，小腹坠痛 2 天伴腰酸。

现病史：该患平素月经规律，量色如常。末次月经 2019 年 2 月 24 日，现停经 54 天。孕 1 产 0。2 天前无明显诱因出现下腹坠痛伴腰酸，喜温喜按，伴恶心、腰酸。患者体型纤瘦，平素饮食量少，神疲乏力，面色萎黄。舌质淡，苔薄白，脉沉滑。

辅助检查：B 超检查示宫内单活胎，血 HCG18200U/L，孕酮 21.4ng/mL，雌二醇 64pg/mL。

中医诊断：胎动不安（气血不足证）。

处方：当归芍药散合寿胎丸加减。

组成：菟丝子 30g，桑寄生 25g，阿胶 10g，续断 25g，

当归10g，艾叶10g，白芍25g，白术15g，茯苓15g，杜仲25，党参25g，甘草10g。

【病案4】

吴某，女，29岁。

主诉：产后5天，下腹胀痛2天。

现病史：该患5天前顺产一男婴，产程顺利。2天前因家庭关系不和而情志不舒，出现下腹胀痛，稍有拒按，恶露量少色暗，舌质淡红，苔薄白，脉沉弦。在腹部可触及宫底，压痛（±）。

辅助检查：血常规检查未见明显异常。

中医诊断：产后腹痛（气血瘀滞证）。

处方：生化汤合柴胡汤加减。

组成：柴胡15g，黄芩10g，姜半夏10g，当归15g，川芎15g，桂枝15g，白芍25g，白芷15g，龙骨30g，牡蛎30g，合欢皮15g，穿山龙30g，狗脊30g，杜仲25g，甘草10g。

7剂，同时嘱患者取浮小麦50g，生姜4~5片，大枣4~5枚（掰开），水煎代茶饮。注意自我调节情绪，适当运动。

四、经典回顾

1. 桂枝茯苓丸

《金匮要略·妇人妊娠病脉证并治》："妇人宿有癥病，经断未及三月，而得漏下不止，胎动在脐上者，为癥痼害。妊娠六月动者，前三月经水利时，胎。下血者，后断三月，下血也。所以血不止者，其癥不去故也。当下其癥，桂枝茯苓丸主之。"

原方：桂枝、茯苓、牡丹皮（去心）、桃仁（去皮尖，熬）、芍药各等分。上五味，末之，炼蜜和丸，如兔屎大，每日食前服一丸。不知，加至三丸。

方解：桂枝茯苓汤为化瘀消癥之缓剂。方中以桃仁、牡丹皮活血化瘀，配伍等量之白芍以养血和血，可祛瘀养血，使瘀血去，新血生；加入桂枝，既可温通血脉以助桃仁之力，又可得白芍以调和气血；茯苓之淡渗利湿，寓有湿祛血止之用。综合全方，乃为化瘀生新、调和气血之剂。制作蜜丸，用法从小量开始渐加，亦有下癥而不伤胎之意，更示人对妊娠病症应持慎重之法。如此运用，使癥消血止，胎元得安，故本方为妊娠宿癥、瘀血伤胎之良方益法。

2. 附子汤

《金匮要略·妇人妊娠病脉证并治》："妇人怀娠六七月，脉弦、发热，其胎愈胀，腹痛恶寒者，少腹如扇，所以然者，子脏开故也，当以附子汤温其脏。"（方未见，故取《伤寒论》304 条中的附子汤方）

原方：附子（炮，去皮，破八片）两枚，茯苓三两，人参二两，白术四两，芍药三两。上五味，以水八升，煮取三升，去滓，温服一升，日三服。

方解：附子汤，少阴固本御邪之剂，功在倍用生附子，力肩少阴之重任，故以名方。其佐以太、厥之药者，扶少阴之阳，而不调太、厥之开阖，则少阴之枢终不得和，故用白术以培太阴之开，白芍以收厥阴之阖，茯苓以利少阴之枢纽。独是少阴之邪，其出者从阴内注于骨，苟非生附，焉能直入少阴，注于骨间，散寒救阳？尤必人参佐生附，方能下鼓水中之元阳，上资君火之热化，全赖元阳一起，而少阴之病霍然矣。

3. 芎归胶艾汤

《金匮要略·妇人妊娠病脉证并治》："师曰：妇人有漏下者，有半产后因续下血都不绝者，有妊娠下血者。假令妊娠腹中痛，为胞阻，胶艾汤主之。"

原方：芎䓖二两，阿胶二两，甘草二两，艾叶三两，当归三两，芍药四两，干地黄六两。上七味，以水五升，清酒三升，合煮，取三升，去滓，内胶，令消尽，温服一升，日三服，不差更作。

方解：芎归胶艾汤是四物汤加阿胶、艾叶、甘草组成。方中四物汤养血和血；阿胶养阴止血；艾叶温经止血，暖宫安胎；甘草调和诸药；清酒行药力。诸药相配，和血止血，暖宫安胎。

4. 当归芍药散

《金匮要略·妇人妊娠病脉证并治》："妇人怀娠，腹中疞痛，当归芍药散主之。"

《金匮要略·妇人杂病脉证并治》："妇人腹中诸疾痛，当归芍药散主之。"

原方：当归三两，芍药一斤，茯苓四两，白术四两，泽泻半斤，芎䓖半斤（一作三两）。上六味，杵为散，取方寸匕，酒和，日三服。

方解：痛者，绵绵而痛，不若寒疝之绞痛，血气之刺痛也。乃正气不足，使阴得乘阳，而水气胜土，脾郁不伸，郁而求伸，土气不调，则痛而绵绵矣。故以归、芍养血，苓、术扶脾，泽泻泻其有余之旧水，芍畅其欲遂之血气。不用黄芩，痛因虚则稍挟寒也。然不用热药，原非大寒，正气充则微寒自去耳。

5. 枳实芍药散

《金匮要略·妇人产后病脉证治》："产后腹痛，烦满不得卧，枳实芍药散主之。"

原方： 枳实（烧令黑，勿太过）、芍药等分。上二味，杵为散，服方寸匕，日三服，并主痈脓，以麦粥下之。

方解： 产妇血流不快，积于腹中作痛，心烦胁满不得卧，此为实邪。法应开散而行其瘀滞，则诸病可已。枳实烧黑者，入血中行积也；加以芍药走血分，而血癥可散矣；以麦粥下之者，即大麦粥取其滑润宜血，且有益胃气也。

6. 下瘀血汤

《金匮要略·妇人产后病脉证治》："师曰：产妇腹痛，法当以枳实芍药散，假令不愈者，此为腹中有干血着脐下，宜下瘀血汤主之。亦主经水不利。"

原方： 大黄三两，桃仁二十枚，䗪虫（熬，去足）二十枚。上三味，末之，炼蜜和为四丸，以酒一升，煎一丸，取八合，顿服之，新血下如豚肝。

方解： 血之干燥凝着者，非润燥荡涤不能去也。芍药、枳实不能治，须用大黄荡逐之。桃仁润燥，缓中破结；䗪虫下血；用蜜补不足，止血，和药，缓大黄之急，尤为润也。

7. 内补当归建中汤

《金匮要略·妇人产后病脉证治》："《千金》内补当归建中汤治妇人产后虚羸不足，腹中刺痛不止，吸吸少气，或苦少腹中急，摩痛引腰者，不能食饮。产后一月日，得服四五剂为善，令人强壮，宜。"

原方：当归四两，桂枝三两，芍药六两，生姜三两，甘草二两，大枣十二枚。上六味，以水一斗，煮取三升，分温三服，一日令尽。若大虚，加饴糖六两，汤成内之于火上暖，令饴消。若去血过多，崩伤内衄不止，加地黄六两，阿胶二两，合八味，汤成内阿胶。若无当归，以穹劳代之；若无生姜，以干姜代之。

方解：用当归、芍药养血滋阴，令营血不亏则经脉得濡，经脉得濡则肝木柔和。当归又能活血，如果血滞而有刺痛，本品亦可兼顾。用甘味的甘草、大枣协助归、芍缓解经脉挛急，体现了肝苦急，急食苦以缓之的治则。加入饴糖，甘缓止痛效力更强；如果仍然出血不止，宜加地黄、阿胶滋补。产后气血虚少，加之脾胃虚弱，化源不足，血海空虚，因此身体虚弱羸瘦不足；气虚失于温煦，血少失于畅运则见腹中疼痛不止；气血虚弱，又有腹中疼痛，故见吸吸少气。内补当归建中汤正适应于这种病症。另外，如果是产后脾胃健运失职，中焦虚寒，不能温润于下焦而致少腹拘急，痛引腰背，不思饮食者，亦可运用本方治疗。

8. 红蓝花酒方（疑非仲景方）

《金匮要略·妇人杂病脉证并治》："妇人六十二种风，及腹中血气刺痛，红蓝花酒主之。"

原方：红蓝花一两。上一味，以酒一大升，煎减半，顿服一半，未止，再服。

9. 小建中汤

《金匮要略·妇人杂病脉证并治》："妇人腹中痛，小建中

第一章　善用经方治疗妇科杂病

汤主之。"

　　原方： 桂枝三两（去皮），甘草三两（炙），大枣十二枚，芍药六两，生姜三两，胶饴一升。上六味，以水七升，煮取三升，去滓，内胶饴，更上微火消解，温服一升，日三服。

　　方解： 桂枝汤调和荣卫而益精气，倍芍药解挛急而治腹痛。饴糖甘温，缓中补虚，故以中气不振、津血枯竭而腹中急痛者为主治，由此而致悸、衄、失精以及四肢酸痛、手足烦热、咽干口燥者，当亦治之。

第四节　柴胡桂枝汤加减治疗妇科身痛

一、概述

　　妇科身痛类疾病，因其与女性特殊生理密切相关故而得名，主要包括经行身痛、经断前后身痛以及产后身痛，以全身肢体关节、体表肌肉等部位出现疼痛为特征。作为临床妇科当中的常见疾病，其病程长，恢复慢，给广大女性同胞的健康和生活带来了诸多困扰。目前，西医没有对应病名，也没有文献明确记载其针对性的诊疗方案，大多参照风湿、类风湿等引起的骨、关节、周围软组织的疼痛，选用以缓解症状为主的非甾体抗炎剂或激素类药物，但副作用明显，仅宜短期使用，停药后，病情容易反复甚至加重，长期考虑到药物的敏感性、依赖性以及对胃肠道、肾脏等其他脏器系统的损害等风险，特别是对于产后出现此类疾病又有哺乳需求的女性来讲，使用相对谨慎，取效也并不理想。在中医学中，身痛是一种常见的临床症状，属"痹症"范畴，多因风寒湿热等邪气为患，痹阻经脉，治以祛邪通络为纲。而妇科身痛虽属痹证，但主体为女性，与其特殊生理特点联系紧密。在中医诊疗方面，由于妇人身痛的病因、性质、程度不同，加之个人体质千差万别，历代医家对其认识不同，治疗上也存在诸多不同，临床常用方剂有趁痛散、独活寄生汤、黄芪桂枝五物汤或者是一些自拟方，或是配合一些针刺、艾灸、熏蒸等理疗手段内外协同治疗。

二、经方论治妇科身痛

身痛类疾病在经典著作中多有论述。《黄帝内经》云："风寒湿三气杂至合而为痹也。其风气胜者为行痹，寒气胜者为痛痹，湿气胜者为着痹也。"这明确了痹症病因多为风寒湿邪合而为病，《金匮要略》当中更有中风历节病篇和痉湿暍病篇专述周身痛楚，代表方剂有乌头汤、麻黄加术汤、桂枝芍药知母汤等，《伤寒杂病论》作为一部理法方药完备的经典著作，很多理论及方药在今天仍然适用，对于身痛的描述也较为详细，书中有不少方剂都有治疗身痛的作用，其中桂枝新加汤是仲景治疗女性身痛的一首代表方剂，为临床治疗妇科身痛类疾病提供了灵感。《女科百问》中论述："外亏卫气之充养，内乏荣血之灌溉。血气不足，经候欲行，身体先痛也。"这是姚教授确定此类身痛病机关键的最早雏形。美玉教授重视经典，善于运用经方治疗妇科各类疾病，参照经典和女性特点，临床运用柴胡桂枝汤加减治疗不同时期女性身痛，疗效良好。

（一）妇女各个时期身痛的生理病理特点

1. 经行身痛

生理： 脏腑产生的气血通过十二经脉输送至全身，其中的冲任督带与胞宫联系密切，是胞宫营养来源的直接通路。根据《素问·上古天真论》中"女子七岁，肾气盛，齿更发长；二七而天癸至，任脉通，太冲脉盛，月事以时下"的记载，可以明确月经产生的机制。当脏腑发育良好时，尤其是肾脏，肾脏产生天癸，天癸作为一个动力枢纽，促使任脉所司精血津液充沛，冲脉广聚脏腑之血，冲任二脉相资，血海按时满盈，血溢胞宫，月经来潮。此时，气血下注于冲任胞宫，流经周身的气血相对亏虚，但因为有机体自身调节，一般不足以致病。

病理： 若在月经期生理特点的基础上，素体气血亏虚，为行经，脏腑气血下注血海，脏腑气血更虚，全身筋骨肌肉皮毛失于濡养，可致身痛；若调护不当，机体受到外邪侵袭，影响气血运行，经期气血下注胞宫，运行不畅，身痛的症状会在行经前后出现或者加重；或因女子本身情感细腻，情绪容易受到外界影响，情绪调控不当，影响肝的功能，气机不畅，影响气血运行，经期气血下注冲任，冲任气盛，瘀阻更甚，遂致身痛。

2. 经断前后诸证中的身痛

生理： 女子经断之期（西医称为围绝经期）是机体由盛变衰的转折点，《素问·上古天真论》中说："……七七任脉虚，太冲脉衰少，天癸竭，地道不通，故形坏而无子也。"此时阴阳失衡，冲任二脉虚衰，天癸枯竭，面焦发白齿堕，脏腑功能也随之失调，常累及多个脏腑。

病理： 肾为先天之本，主骨生髓，此时肾脏功能逐渐衰退，肾精亏虚，肢体骨节失于濡养，可出现疼痛。肝与肾为母子关系，母病常累及于子，肝主筋，藏血，主疏泄条达，肾精亏损，肝木失于肾水的濡养，可导致筋脉失于濡养而出现麻木疼痛的症状；肝失调达疏泄，加之情志的影响，导致全身气血运行失常，亦可出现身体疼痛的症状。脾胃乃后天之本，气血生化之源，主四肢肌肉，肾脏衰退，后天失于先天的滋养，脾胃功能减退，气血生化不足，四肢肌肉失于濡养可表现为身痛。

3. 产后身痛

生理： 妇人产后气血大伤，百脉空虚，腠理不密，卫表不固，身体虚弱，正气亏虚。

病理： 在此生理基础上因为产后失血过多，营血亏虚，四肢百骸经脉失养，易出现体痛等症状；或情志影响，肝失疏泄，气机不畅，气血津液流通不畅，也会出现疼痛。正气亏虚，腠理不密，卫表不固，最易为风寒所乘袭，风寒湿邪入侵，气血津液运行失常，表现为经络阻滞而致疼痛。

简而言之，以上三个时期的特点可概括为多瘀多虚，以虚为本。不同生理时期，气血为女性生理活动提供物质基础，流经人体周身的气血因为或虚或瘀或虚瘀错杂发生相应变化而形成的一种隐性病理状态，营卫阴阳气血互为根本，常常相互影响，当由于某些因素超过自身调节能力范围或积累超负荷，进而引起周身营卫阴阳气血失和，客于筋骨脉肌皮，则会表现出显性身痛。

（二）辨证论治

1. 辨证要点及治疗原则

姚美玉教认为此类身痛疾病与西医的风湿、类风湿等，以及中医之痹症并不完全相同。病位虽在筋脉肌骨皮，但病机关键在于营卫阴阳气血失和，故治疗当以"和法"，和调营卫，和少阳枢机，疏通全身上下内外气机，补气养血，佐以活血化瘀，贯通营卫阴阳，使血脉充盛，且运行道路通畅，营卫气血和调于周身，身痛可解。根据方证相符的原则，基础方剂选用张仲景的柴胡桂枝汤，再根据临床患者的症状差别，适当加减。

2. 辨证论治

（1）气血不足

症状：肢体筋骨、关节、肌肉酸痛或麻木，月经（恶露）量少或增多，色淡质稀，面色无华，神倦乏力，心悸气短，舌淡，苔薄白，脉细弱。

治法：补气养血，通痹止痛。

处方：柴胡桂枝汤重用芍药加入黄芪、当归等。

组成：柴胡、黄芩、人参、姜半夏、桂枝、白芍、生姜、大枣、炙甘草、黄芪、当归、鸡血藤。

（2）肾脏亏虚

症状：腰酸腿软，全身肢体关节疼痛不舒，腰背、足跟痛，头晕耳鸣，月经周期紊乱，经量（恶露）或多或少，舌暗，苔薄，脉沉弦。

治法：补肾填精，强筋健骨。

处方：柴胡桂枝汤加山茱萸、淫羊藿、续断、狗脊、穿山龙等。

组成：柴胡、黄芩、人参、姜半夏、桂枝、白芍、生姜、大枣、炙甘草、当归、淫羊藿、狗脊、穿山龙、续断、牛膝、山茱萸。

（3）瘀血阻滞

症状：遍身疼痛，痛处固定，或关节刺痛，屈伸不利，疼痛拒按喜温，经血（恶露）色暗有块，块下痛减，舌紫暗，或有瘀点，脉弦涩。

治法：活血化瘀，通络止痛。

处方：经行身痛及围绝经期身痛用柴胡桂枝汤合用身痛逐瘀汤加减；产后身痛用柴胡桂枝汤合生化汤加减。

组成：药物可选用柴胡、黄芩、人参、姜半夏、桂枝、白芍、生姜、大枣、炙甘草、川芎、延胡索、香附、羌活、牛膝、干姜。

注：各版教材中认为外感也是导致身痛的重要原因，时代不同，随着产后防护宣教的不断大众化，临床单纯因外感因素引起的身痛已不常见。

3. 方药分析

（1）柴胡桂枝汤

柴胡桂枝汤见于《伤寒论》第146条："伤寒六七日，发热，微恶寒，支节烦疼，微呕，心下支结，外证未去者，柴胡桂枝汤主之。"方用桂枝（去皮），黄芩一两半，人参一两半，甘草（炙）一两，半夏（洗）二合半，芍药一两半，大枣（擘）六枚，生姜（切）一两半，柴胡四两。上九味，以水七升，煮取三升，服一升。原方为太阳、少阳表里双解之剂，由小柴胡汤、桂枝汤原方剂量各半，合剂制成。在治疗妇科身痛类疾病当中，主要是取小柴胡汤和解少阳枢机，畅达三焦之功，和桂枝汤和营卫气血解肌发表之效。两方皆为和方代表，体现了"和法"，气血充盈，流行无阻，虚瘀解，身痛除。

（2）小柴胡汤

小柴胡汤和解少阳枢机，畅达三焦气机。女子以肝为先天，女性情感细腻且敏感，易受情绪影响，使得肝气郁滞成为当今女性常见的体质之一。肝主枢机，疏泄三焦。《素问·阴阳离合论》曰："三阳之离合也，太阳为开，阳明为阖，少阳为枢。"《辞海》将"枢机"解释为"事物运动的关键"，《说文解字》描述"枢，户枢也"，指运转门户的门轴，引申为运转、开阖的转换。枢机运转功能畅达，门户开阖才能正常。同理，机体气机升降出入正常，营卫阴阳气血可维持动态平衡。《中藏经》曰："三焦者，人之三元气也……总领五脏六腑营卫经络，内外上下左右之气也。三焦通，则内外上下皆通也。其于周身灌体，和调内外，营左养右，导上宣下，莫大于此者也。"三焦为少阳所主，是元气升降出入的通道，元气为人体气之根本，通过三焦而布散全身，三焦气化功能正常，助元气散布，充沛畅达于周身。小柴胡汤能够调节肝的疏泄功能，和解枢机，畅达三焦，使得营养周身的路径通畅。

（3）桂枝汤

桂枝汤调和营卫、阴阳、气血。《灵枢·邪客》云："营气者，泌其津液，注之于脉，化以为血，以荣四末……""卫气者，出其悍气之慓疾，而先行于四末分肉皮肤之间，而不休者也。"《灵枢·本脏》提出："卫气和则分肉解利，皮肤调柔，腠理致密矣。"《灵枢·行针》曰："阴阳和调，则血气淖泽滑利。"营阴入脉化为血，卫阳在外为卫气，营卫阴阳气血互根互用，相互联系。清代王子接评价其为"和方之祖"。桂枝汤为补益剂，可调补中焦脾胃，脾胃为营卫之本，助气血化生；桂枝甘草配伍，辛甘化阳，白芍甘草配伍，酸甘化阴，调和阴阳，共奏补气养血，贯通营卫阴阳。因其病位在筋脉肌骨皮，生姜作为引经药，可适当加大药量，以引经达病所。又能通过微微发汗的方法，祛除外感病邪，邪正兼顾。

本身柴胡桂枝汤可以调和营卫气血阴阳以治其本，临床根据不同表现类型稍作加减。气血不足型加入少量黄芪、当归、鸡血藤等以增加柴胡桂枝汤补益气血之功；肾脏亏虚型分为阴虚偏盛、阳虚偏盛、阴阳俱虚，在和其本的基础上加入平补阴阳之品，内寒或阳虚盛者亦可少加附子，兼顾标本。方中桂枝本身就有温通经脉的功效，所以瘀血阻滞型只需少量以活血化瘀，就能收效显著。

【小结】

综观《伤寒论》和《金匮要略》，姚美玉教授将治疗身痛的方剂总结如下（表1）。

表1 治疗身痛方剂

基础方类方	临床表现
麻黄加术汤	疼痛加重，头痛，头重，口不渴，苔白或腻
麻黄汤麻杏薏甘汤	恶寒发热，周身疼痛，无汗（发汗解之），午后热甚，热高时有汗，但汗出不彻
大青龙汤	发热恶寒，烦躁
葛根汤	无汗，疼痛拘急，颈项尤甚
桂枝新加汤	发汗后疼痛加重，脉沉迟无力
黄芪桂枝五物汤	恶风寒，发热，汗出肌肤麻木不仁，可兼有酸胀感
栝楼桂枝汤	身体强直，不能自如俯仰转侧，脉沉迟
白术附子汤	二便调，湿不在里而在表
桂枝附子汤	除桂枝汤症状外，兼汗漏不止，四肢拘急不适，小便不利
附子汤	身体痛，骨节痛，手足寒，背恶寒
甘草附子汤	汗出恶风，不欲减衣；小便不利，身微肿，短气
真武汤	肢体浮肿，或咳嗽，或呕吐，或腹痛下利，或小便不利

《伤寒杂病论》中治疗身痛的方剂多为桂枝、麻黄一类，但姚美玉教授认为治疗妇科身痛类疾病首选桂枝汤类方，其中《伤寒论》原文第50条云："脉浮紧者，法当身疼痛，宜以汗解之。假令尺中迟者，不可发汗，何以知然？以荣气不足，

血少故也。"此类疾病常见的临床病因为气血亏虚、气血瘀滞。女性三个生理时期多虚多瘀，以虚为本，而麻黄汤为治疗太阳伤寒表实证的代表方，药性峻烈，发汗力强，根据"血汗同源"以及女性的生理特点，麻黄汤显然不适合；本病病机为营卫阴阳气血失和，而桂枝汤又为调和卫气营血的首选方剂，与本病病机契合，故选用桂枝汤。

受大环境的影响，肝气郁滞多为现代女性的普遍体质，贯穿于三个生理时期，女子以肝为先天，肝主枢机，小柴胡汤疏肝气，和枢机，畅三焦。柴胡桂枝汤和调营卫，和少阳枢机，疏通全身上下内外气机，补气养血，贯通营卫阴阳，使血脉充盛，且运行道路通畅，营卫气血和调于周身，身痛已。

姚美玉教授在临床有时也会酌情运用附子汤类方剂，如附子汤主治素体阳气不足，寒湿内盛；真武汤主治素体阳气不足，水邪泛滥。阳气不足，温煦失司，寒、湿阻滞也会造成身痛。附子性温，通过补益心脾肾阳的作用调整机体脏腑阴阳平衡，根据病症夹湿、夹寒、阳气亏少的程度，在治疗上也会适当加减。

以上为姚美玉教授数十年临床工作经验分析所得，通过审证求因，辨证论治，以柴胡桂枝汤为基础治疗妇科身痛类疾病，临床能够取得不错的疗效。

三、病案举例

魏某，女，44岁。

主诉：妊娠2个月左右出现胎停。

现病史：患者平时易腰酸，孕4产0，每于妊娠2个月左右出现胎停，屡孕屡堕，情绪低落，经常哭泣，夜寐不安，常自觉两目干涩，偏头痛。本次妊娠再次出现胎停，清宫后出现全身肢体酸痛不适，以手腕、脚踝、腰部、足跟最甚，活动后易汗出。舌质淡苔薄白，脉沉弦。

中医诊断：产后身痛（肝郁肾虚证）。

处方：柴胡桂枝汤加减。

组成：柴胡、黄芩、姜半夏、当归、川芎、桂枝、白芍、白芷、龙骨、牡蛎、合欢皮、穿山龙、狗脊、杜仲、甘草。

7剂，同时嘱患者取浮小麦50克，生姜4~5片，大枣4~5枚（掰开），水煎代茶饮。同时注意自我调节情绪，适当运动。

患者服药后，汗出、肢体关节疼痛、头痛、眼干涩等症状缓解，7剂后，症状明显改善，巩固1月后，随访自诉基本恢复正常。

按语：患者44岁，曾有4次妊娠史，但屡孕屡堕，尚无子嗣，悲伤忧郁，情绪低落，肝气郁滞明显；小产后，气血尚亏，加之已经过了最佳生育期，机体各方面由盛转衰，肾脏渐衰。患者素有腰酸，肾虚明显，肾精亏损，肝肾同源，精血同源，不能濡养肝脏，肝失濡养，不能上荣肝目，出现两目干涩，肝胆相表里，胆经行于头两侧，若肝失于濡养，则出现偏头痛。肝郁肾虚，脏腑营卫气血阴阳失和，出现身痛，因肾虚明显，故疼痛以骨节处明显，方以柴胡桂枝汤调畅枢机，和脏腑营卫气血阴阳，佐以补肾，使气血充足，运行通畅，筋骨强健。

四、经典回顾

1. 桂枝汤

《伤寒论》第 13 条："太阳病，头痛，发热，汗出，恶风，桂枝汤主之。"

《伤寒论》第 371 条："下利，腹胀满，身体疼痛者，先温其里，乃攻其表，温里宜四逆汤，攻表宜桂枝汤。"

原方：桂枝（去皮）三两，芍药三两，甘草（炙）三两，生姜（切）三两，大枣（擘）十二枚。

功效：治疗风寒外袭，卫阳浮盛，卫外不固，营阴外泄，营卫失调所致身痛。

2. 桂枝加芍药生姜各一两人参三两新加汤

《伤寒论》第 62 条："发汗后，身疼痛，脉沉迟者，桂枝加芍药生姜各一两人参三两新加汤主之。"

原方：桂枝（去皮）三两，芍药四两，甘草（炙）二两，人参三两，大枣（擘）十二枚，生姜四两。

功效：治疗汗后气营不足，营卫失和，筋脉失养所致身痛。

3. 小建中汤

《金匮要略·血痹虚劳病脉证并治》："虚劳里急，悸，衄，腹中痛，梦失精，四肢酸疼，手足烦热，咽干口燥，小建中汤主之。"

组成：桂枝（去皮）三两，甘草（炙）二两，大枣（擘）十二枚，芍药六两，生姜（切）三两，胶饴一升。

功效：治疗阳虚及阴，阴阳两虚所致身痛。

4. 黄芪桂枝五物汤

《金匮要略·血痹虚劳病脉证并治》："血痹，阴阳俱微，寸口关上微，尺中小紧，外证身体不仁，如风痹状，黄芪桂枝五物汤主之。"

原方：黄芪三两，芍药三两，桂枝三两，生姜六两，大枣十二枚。

功效：治疗风邪与营阴相搏，痹阻卫阳，血凝气滞，气虚血瘀兼风所致的身痛。

5. 防己黄芪汤

《金匮要略·痉湿暍病脉证》："风湿，脉浮，身重，汗出恶风者，防己黄芪汤主之。"

原方：防己一两，炙甘草半两，白术七钱半，黄芪（去芦）一两一分，生姜四片，大枣一枚。

功效：治疗风湿兼气虚所致的身痛。

6. 麻黄汤

《伤寒论》第35条："太阳病，头痛发热，身疼腰痛，骨节疼痛，恶风无汗而喘者，麻黄汤主之。"

原方：麻黄（去节）三两，桂枝二两，甘草（炙）一两，杏仁（去皮尖）七十个。

功效：治疗风寒外束，卫阳被遏，营阴郁滞，肺气失宣所致的身痛。

7. 大青龙汤

《伤寒论》第38条："太阳中风，脉浮紧，发热恶寒，身疼痛，不汗出而烦躁者，大青龙汤主之。"

《伤寒论》第 39 条："伤寒脉浮缓，身不疼，但重，乍有轻时，无少阴证者，大青龙汤主之。"

原方：麻黄六两，桂枝（去皮）二两，炙甘草二两，杏仁（去皮尖）四十枚，生姜（切）三两，大枣（擘）十二枚，石膏（碎）如鸡子大。

功效：治疗风寒外束，卫阳被遏，营阴郁滞，而化热所致的身痛。

8. 麻黄加术汤

《金匮要略·痉湿暍病脉证》："湿家身烦疼，可与麻黄加术汤发其汗为宜，慎不可以火攻之。"

原方：麻黄（去节）三两，桂枝（去皮）二两，甘草（炙）一两，白术四两，杏仁（去皮尖）七十个。

功效：治疗寒湿闭表，阳郁不伸，营卫失和所致身痛。

9. 麻杏苡甘汤

《金匮要略·痉湿暍病脉证》："病者一身尽疼，发热，日晡所剧者，名风湿。此病伤于汗出当风，或久伤取冷所致也，可与麻黄杏仁薏苡仁甘草汤。"

原方：麻黄（去节，汤泡）半两，杏仁（去皮尖，炒）十个，甘草（炙）一两，薏苡仁半两。

功效：治疗风湿闭表，有化热趋势所致身痛。

10. 乌头汤

《金匮要略·中风历节病脉证并治》："病历节，不可屈伸，疼痛，乌头汤主之。"

原方：麻黄三两，芍药三两，黄芪三两，甘草（炙）二两，川乌（咀，以蜜二升，煎取一升，即出乌头）五枚。

功效：治疗寒湿痹阻筋脉骨节，经脉阳气不得温通所致的身痛。

11. 桂枝芍药知母汤

《金匮要略·中风历节病脉证并治》："诸肢节疼痛，身体魁羸，脚肿如脱，头眩短气，温温欲吐，桂枝芍药知母汤主之。"

原方：桂枝四两，芍药三两，知母四两，麻黄二两，生姜五两，白术五两，甘草二两，防风四两，附子（炮）二两。

功效：治疗风湿病邪流注筋脉骨节，虚（阳虚）实夹杂，化热伤阴所致的身痛。

12. 附子汤

《伤寒论》第304条："少阴病，身体痛，手足寒，骨节痛，脉沉者，附子汤主之。"

原方：附子两枚（炮，去皮，破八片），茯苓三两，人参二两，白术四两，芍药三两。

功效：治疗肾阳虚弱，寒湿内盛所致身痛。

13. 三附子汤

《金匮要略·痉湿暍病脉证》："伤寒八九日，风湿相搏，身体疼烦，不能自转侧，不呕不渴，脉浮虚而涩者，桂枝附子汤主之。若大便坚，小便自利者，去桂加白术汤主之。"

《金匮要略·痉湿暍病脉证》："风湿相搏，骨节疼烦，掣痛不得屈伸，近之则痛剧，汗出短气，小便不利，恶风不欲去衣，或身微肿者，甘草附子汤主之。"

桂枝附子汤（风偏盛）原方：桂枝（去皮）四两，附子（炮，去皮）三枚，甘草（炙）二两，生姜（切）三两，大枣（擘）

十二枚。

白术附子汤（湿偏盛）原方：白术一两，附子（炮，去皮）一枚，甘草（炙）二两，生姜（切）一两半，大枣（擘）六枚。

甘草附子汤(风寒湿俱盛)原方：甘草（炙）二两，附子（炮）二枚，白术二两，桂枝（去皮）四两。

功效：治疗表阳虚伤寒外感久不解，复感风湿，风寒湿杂至所致的身痛。

14. 真武汤

《伤寒论》第316条："少阴病，二三日不已，至四五日，腹痛，小便不利，四肢沉重疼痛，自下利者，此为有水气。其人或欬，或小便利，或下利，或呕者，真武汤主之。"

原方：茯苓三两，芍药三两，生姜（切）三两，白术二两，附子（炮，去皮，破八片）一枚。

功效：治疗肾阳虚弱，水邪泛滥所致的身痛。

第五节　完带汤加减治疗带下病

一、概述

"带下"之名首见于《素问·骨空论》，而"带下病"之名首见于《诸病源候论》。带下有广义、狭义之分，广义的带下泛指女性经、带、胎、产、杂病，如《史记·扁鹊仓公列传》称妇科医生为带下医，《金匮要略心典》云："带下者，带脉之下，古人列经脉为病，凡三十六种，皆谓之带下病，非今人所谓赤白带下也。"狭义的带下指生理性带下和病理性带下，生理性带下属于妇女体内的一种阴液，是由胞宫渗润于阴道的色白或透明且无特殊气味的黏液，在氤氲之时增多。病理性带下即带下病，有的表现为带下量多，色、质、气味异常；有的表现为带下量少，阴道干涩，或伴全身、局部症状。

二、经方治疗带下病

《金匮要略·妇人杂病脉证并治》所论的带下既有广义，又有狭义。如第8条曰："妇人之病，因虚、积冷、结气，为诸经水断绝，至有历年，血寒积结胞门，寒伤经络。凝坚……或有忧惨，悲伤多嗔，此皆带下，非有鬼神。"《傅青主女科》开篇第一句为"夫带下俱是湿证"，可见他主张从湿论治带下病。而本病以"带"为名，因带脉不能约束故有此病。带脉者，所以约束胞胎之系也。带脉损伤，再加上脾气之虚、肝气之郁、湿气之侵、热气之逼，形成带下病。

（一）一般认识

临床上中医带下病通常分为带下过多和带下过少，带下过多有脾虚、肾阳虚、阴虚夹湿热、湿热下注、湿毒蕴结5种证型，带下过少有肝肾亏损、血瘀津亏2种证型。姚美玉教授结合多年临床经验将带下病分为肝郁脾虚、血虚津亏、湿热下注3种，运用完带汤加减能取得良好的临床效果。

1. 肝与脾的生理关系

肝与脾的生理关系主要表现在疏泄与运化的相互作用。

疏运协调：肝主疏泄，调畅气机，协调脾胃升降，并疏利胆汁，输于肠道，促进脾胃对食物的消化及对精微的吸收和转输功能；脾气健旺，运化正常，水谷精微充足，气血生化有源，肝体得以濡养而使肝气冲和调达，有利于疏泄功能的发挥。

2. 肝与肾的生理关系

肝与肾的生理关系主要表现在精血同源，藏泄互用，阴阳相通等方面。

精血同源：肝藏血，肾藏精，精血皆由水谷之精化生和充养，且能相互滋生。

藏泄互用：肝主藏泄，肾主封藏，二者之间存在着相互为用、相互制约的关系。肝气疏泄可促使肾气开合有度，肾气闭藏可防肝气疏泄太过。

阴阳相通：肝阴与肾阴共同制约肝阳，则肝阳不偏亢；肝阳与肾阳共同温煦肝脉，可防肝脉寒滞。

3. 肝与脾的病理关系

若肝失疏泄，气机郁滞，易致脾失健运，损伤脾气。脾阳不振，运化失职，湿浊停聚，流注下焦，伤及任带，任脉不固，带脉失约而致带下病的发生。

4. 肝与肾的病理关系

肝肾互相制约，肝阳偏亢，肾阴不足，子盗母气，阴虚失守，下焦易感湿热之邪，伤及任带而致带下过多或因肝肾不足，精血耗伤，致冲任精血不足，任脉之阴精津液亏少，不能润泽阴窍，而致带下过少；肝阳虚损，肾阳不足，子行虚弱，上累母行，肝肾阳虚，阳不制阴，阴寒内盛，可见下焦虚寒，肝脉寒滞，导致带下病的发生。

（二）辨证论治

1. 辨证要点及治疗原则

姚美玉教授结合多年临床经验认为本病的病位主要是任带胞宫。该病的发生与肝密切相关，且与脾肾功能失调有关。本病主要的致病因素是湿邪，证型为肝郁脾虚、血虚津亏、湿热下注三种。同时在《傅青主女科》的理论指导下，结合现代的临床疾患，姚教授总结出了一套疗法心得：运用完带汤加减来疏肝气，柔肝血，清肝热，同时佐以健脾补肾祛湿之品。

2. 分型及治疗

（1）肝郁脾虚型

症状：带下量多，色白，质地稀薄，如涕如唾，无臭味；伴面色萎黄或㿠白，神疲乏力，情志抑郁，少气懒言，倦怠嗜睡，纳少便溏，善太息；舌体胖色淡，边有齿痕，苔薄白或白腻，脉沉弦。

治则：疏肝理气，健脾止带。

处方：完带汤加减加黄芩、半夏。

组成：柴胡、生白术、山药、党参、荆芥穗、白芍、黄芩、姜半夏、车前子、当归、薏苡仁、川芎、茯苓、甘草。

在现代临床中，带下病最常用的治法是健脾止带，然而从文献分析，健脾止带中多加柴胡、荆芥等疏肝理气，如《医学入门》曰："湿痰流下，渗入膀胱，宜二陈汤加二术升麻柴胡汤。"《妇科玉尺》云："皆当壮脾胃升阳气为主，佐各经见证之药。色青属肝，小柴胡加山栀、防风。色赤属心，小柴胡加山栀、当归。"而将疏肝健脾完整论述的，当推《傅青主女科》，书中将带下分为白带、青带、黄带、绿带、赤带五种，这五种带下的病机都与肝郁有关，肝郁则脾虚，脾不固涩则为白带，水湿停聚，久则化热，湿热下注，则为青带或为赤带。所以，疏肝理气贯穿带下病治疗的始终。比如白带，傅氏认为是"湿盛而火衰，肝郁而气弱，则脾土受伤，湿土之气下陷……欲自禁而不可得也"。其治法"宜大补脾胃之气，稍佐以舒肝之品，使风木不闭塞于地中，则地气自升腾于天上，脾气健而湿气消，自无白带之患矣"。方用完带汤妙在用少量的柴胡、荆芥疏理肝气，量小而轻灵有度，加上白芍柔肝理脾，使肝木调达而脾土自强，脾气健旺，阳升湿化，则带下自止。同篇中傅氏用加减逍遥散治疗肝经湿热引起的青带，方中白芍五钱以养肝，柴胡、陈皮调肝气。茵陈禀春木之气，苦寒之中又有生发之气，故清肝热之中，又有生发升散之力，再配以白芍养肝体，则肝热去而肝气不伤，如此则肝气得疏而湿热得清，青带自止，故姚美玉教授在临床常使用完带汤加减。在用量方面重用柴胡等以解郁疏肝，理气调血；山药、茯苓补肾健脾宁心；轻用当归、白芍等质重阴药柔肝养肝，防止燥药伤阴。补泻兼顾，升降并举，全方立法周全，配伍精妙，共奏疏肝理气、健脾止带之功。此外临床中老师会佐加黄芩、半夏等与柴胡组成小柴胡汤，因女子以肝为先天，小柴胡汤的和解枢机之法可有效疏泄气机。

（2）血虚津亏型

症状：带下过少，甚或全无，无臭味，阴部干涩或瘙痒，甚则阴部萎缩，性交涩痛；经量少或闭经，小便量少，大便干结；舌淡，苔薄白或少，脉沉细。

治则：滋阴养血，健脾柔肝。

处方：完带汤加四物汤加减。

组成：柴胡、生白术、山药、党参、荆芥穗、白芍、黄芩、姜半夏、当归、熟地黄、川芎、茯苓、女贞子、墨旱莲、甘草。

妇人以血为本，经、带、胎、产最易出现血乱，况妇人每月失血，最易阴血亏虚。且疏肝之品本多香燥，易劫肝阴，因此，滋阴补血以养肝体在治疗带下中具有同样重要的意义，例如姚美玉教授常用方中的当归、白芍，这对滋阴养血柔肝的药可以追溯到《傅青主女科》，傅氏重视敛阴养肝，故在治疗带下时常加入白芍、当归这一药对。尽管其认为赤带是湿热所致，但其所用的清肝止淋汤却以滋阴养血补肝体为主，方中用苦酸性微寒的白芍敛阴柔肝以平肝，令肝气得舒而不克脾；用甘辛苦性温的当归补血以养肝体，当归与白芍配用，一温一凉，一散一收，均以肝经为用，同时少佐香附疏肝理气以防肝郁。全方敛阴补血柔肝的药物超过整方的一半，足见傅氏治疗带下病时对补肝柔肝的重视，通过滋阴柔肝，补血以制火，正如傅氏自注"妙在纯于治血，少加清火之味，故奏功独奇"。临床中带下过多的阴虚夹湿热证、带下过少的相关证型疾病，老师会使用完带汤合四物汤加减，在用量方面重用当归、白芍、熟地黄等补血养血，白术、山药、党参健脾益气，轻用茯苓、荆芥、柴胡质轻阳药，疏泄一身之气机，使得全身气血相通，又因肝肾同源，故女贞子、墨旱莲、枸杞子等滋养肝肾之品也可佐加，使得疏肝柔肝共用，有效滋养肝阴，疏解肝气。

（3）湿热下注型

症状：带下量多，色黄或呈脓性，气味臭秽，外阴瘙痒或阴中灼热；伴全身困重乏力，胸闷纳呆，小腹作痛，口苦口腻；小便黄少，大便黏腻难解；舌质红，舌苔黄腻，脉滑数。

治法：清肝泄热，利湿止带。

处方：完带汤加减加土茯苓、夏枯草、生薏苡仁。

组成：柴胡、生白术、山药、党参、荆芥穗、白芍、黄芩、姜半夏、车前子、当归、生薏苡仁、川芎、茯苓、甘草、土茯苓、夏枯草。

关于"湿"致带下的论述早已有之，然而对于湿热这一病因却到了金元时期才有较大发展，刘完素指出："……故下部任脉湿热甚者，津液涌溢，而为带下也。"而在治疗中，傅氏用了清肝止淋汤治疗湿重于热的病症，张景岳则进一步提出："湿热下流而为带浊，脉必滑数……宜保阴煎、加味逍遥散……若热甚兼淋而赤者，宜龙胆泻肝汤。"现在临床上治疗湿热带下热重于湿，症见带下量多，色黄或色黄绿，质黏稠，有臭气等，代表方用《世补斋》的止带方，方中用栀子、茵陈疏肝泄热，燥湿止带，加上赤芍、牡丹皮主入肝经清热燥湿，凉血活血，湿热易胶结于肝胆，故肝胆得清则湿热易祛，湿热得祛则不下注为带。因临床患者多有肝气不舒之证，故姚美玉教授在治疗上取止带方清热燥湿，同时加以疏肝理气之药来治疗此证。选方多以完带汤加减，用量上重用柴胡等疏肝，茯苓、车前草、苍术、生薏苡仁清热燥湿，轻用山药、人参等补气健脾，共奏清热燥湿止带之效。

【小结】

姚美玉教授结合多年临床经验认为本病的病位主要在任带胞宫，主要的致病因素是湿邪，机理是肝失疏泄，与脾肾功能失调有关。带下过多或带下过少可分为不同证型，但疏肝是带下病的主要治则，故临床上总以完带汤随证加减治疗。治疗思路主要是①疏肝理气，健脾止带；②滋阴养血，健脾柔肝；③清肝泄热，利湿止带。

三、病案举例

【病案1】

某患，女，25岁。

主诉：带下量多2月余。

现病史：患者近两月无明显诱因出现带下量多，色白，质稀，自行口服抗生素无效。患者现面色稍暗，平素压力较大，睡眠正常，纳差，小便正常，便秘（2~3日一便），舌红，偏暗，苔白腻，脉沉弦。妇科检查示外阴潮红，有白色稀薄分泌物附着于小阴唇。

婚育史：未婚。

月经史：月经40日一行，经期6~7天，痛经（－），血块（－）经前乳胀（＋）。

辅助检查：外阴分泌物 BV（＋）。

中医诊断：带下病（肝郁脾虚）。

治法：疏肝理气，健脾止带。

处方：柴胡15克，生白术25克，山药20克，党参25克，荆芥穗5克，白芍25克，黄芩15克，姜半夏10克，车前子15克，当归20克，薏苡仁25克，延胡索25克，川芎10克，甘草10克。

方中重用君药柴胡以疏肝理气。臣药党参补中益气，兼助白术、山药补脾益气之效；薏苡仁健脾渗湿；白芍柔肝理脾；当归柔肝养血；车前子清热利尿祛湿。佐药川芎、延胡索行气活血化湿，使补而不滞；黄芩、半夏佐柴胡和解少阳，疏肝理气，清热燥湿；荆芥穗辛散以祛风胜湿。使以甘草调和诸药。诸药合用，使脾健运，清阳得升，湿浊自化，而带疾自愈。

【病案2】

某患，女，31岁。

主诉：带下量多伴阴痒半年。

现病史：患者近半年无明显诱因出现带下量多伴阴痒，色黄，质稠，有异味，自行使用双唑泰栓剂等好转，稍有不慎即反复，十分痛苦。患者现饮食尚可，睡眠差，小便黄，大便黏腻，舌红，苔微黄，脉弦。体格检查示外阴潮红，分泌物色黄，质稠，量多，阴道畅，宫颈正常，余未见明显异常。

孕产史：已婚，孕0。

辅助检查：阴道内分泌物检查示 bv（＋），真菌（＋）。

中医诊断：带下病（湿热下注）。

治法：清肝泄热，利湿止带。

处方：柴胡 15 克，土茯苓 15 克，夏枯草 25 克，荆芥 5 克，合欢皮 25 克，黄芩 10 克，白术 15 克，当归 20 克，甘草 10 克，姜半夏 10 克，车前草 15 克，赤芍 15 克。

阴道炎的治疗多以外治法为主，可采用中药或西药制剂阴道上药，若用连续 3 个月以上的外治法仍未彻底治愈，可选用中药口服治疗。该方中重用柴胡疏肝，佐以味辛之荆芥，疏泄之力更强，土茯苓、夏枯草清热利湿，合欢皮解郁安神，黄芩清热燥湿，赤芍凉血逐瘀，半夏燥湿化痰，白术健脾祛湿，车前草利水渗湿，当归养血敛阴，防止燥药伤阴，佐以甘草调和诸药。诸药合用，清肝泄热，利湿止带，疾自愈。

四、经典回顾

（一）《傅青主女科》

《傅青主女科》以五色、五行、脏腑划分了五色带下，分为白、青、黄、黑、赤。

1. 白带——完带汤

"妇人有终年累月下流白物，如涕如唾，不能禁止，甚则臭秽者"为白带。"夫白带乃湿盛而火衰，肝郁而气弱，则脾土受伤，湿土之气下陷，是以脾精不守，不能化荣血以为经水，反变成白滑之物"。本病病机为湿盛火衰，肝郁脾虚。治法"宜大补脾胃之气，稍佐以舒肝之品"。

组方：白术一两，土炒山药一两，炒人参二钱，白芍五钱，酒炒车前子三钱，酒炒苍术三钱，制甘草一钱，陈皮五分，黑芥穗五分，柴胡六分。

2. 青带——加减逍遥散

"色青者，甚则绿如绿豆汁，稠黏不断，其气腥臭"为青带。本病病机为肝经湿热。治宜"解肝木之火，利膀胱之水"。

原方：茯苓五钱，白芍酒炒，五钱，甘草（生用）五钱，柴胡一钱，茵陈三钱，陈皮一钱，栀子（炒）三钱。

3. 黄带——易黄汤

色"宛如黄茶浓汁，其气腥秽"为黄带，病机为任脉湿热。法宜"补任脉之虚，而清肾火之炎"。

原方：山药（炒）一两，芡实（炒）一两，黄柏（盐水炒）二钱，车前子一钱，酒炒白果（碎）十枚。

4. 黑带——利火汤

带下"色黑者，甚则如黑豆汁，其气亦腥"为黑带，病机为火热之极。治法以泻火为主。

组方：大黄三钱，白术（土炒）五钱，茯苓三钱，车前子（酒炒）三钱，王不留行三钱，黄连三钱，栀子（炒）三钱，知母二钱，石膏五钱，煅刘寄奴三钱。

5. 赤带——清肝止淋汤

带下"色红者，似血非血，淋沥不断"为赤带，病机为肝郁克脾，湿热蕴结带脉。治宜"清肝火而扶脾气"。

原方：白芍（醋炒）一两，当归（酒洗）一两，生地黄（酒炒）五钱，阿胶（白面炒）三钱，粉丹皮三钱，黄柏二钱，牛膝二钱，香附（酒炒）一钱，红枣十个，小黑豆一两。

（二）《金匮要略·妇人杂病脉证并治》

《金匮要略·妇人杂并脉证并治》所论之"带下"泛指妇人经带诸病；其对狭义带下所论更为突出，分湿热带下和寒湿带下两种。

1. 湿热带下——矾石丸

《金匮要略·妇人杂并脉证并治》："妇人经水闭，不利，脏坚癖不止，中有干血，下白物，矾石丸主之。"本方药物组成有矾石与杏仁。本条论述干血内郁，湿热带下的外治法。条文中"下白物"指带下不止，因经行不畅，干血内着，郁为湿热，久而化腐形成白带。可见本病病机为湿热下注，主症即带下不止，伴见带下色黄味臭，阴痒，治用矾石丸以清热燥湿止带。用法为"内脏中"，"内"即纳，"脏"即阴道，故为将药物放入阴道中。

2. 寒湿带下——蛇床子散方

《金匮要略·妇人杂并脉证并治》："蛇床子散方，温阴中坐药。"本条论述阴寒湿浊之邪凝着下焦，寒湿带下的外治法，方中只蛇床子一味药，用法为"末之，以白粉少许，和令相得，如枣大，绵裹纳之，自然温"。从"温阴中"及"棉裹内之，自然温"，可知患者自觉阴中寒冷，且蛇床子味辛、苦，性温，入肾经，具有温肾壮阳、燥湿杀虫之功效。本病病机为寒湿下注，主症一般有带下量多质稀，色淡无臭，腰酸，阴痒，治用蛇床子以暖宫除湿，杀虫止痒。用法为"阴中坐药"，即纳药于阴道中。

第六节　利水化瘀法治疗女性尿道综合征

一、概述

尿道综合征（urethral syndrome, US）是以原因不明的反复或长期尿频、尿急、排尿不适为主要表现的一组症候群的总称，临床上又称无菌性尿频－排尿不适综合征。国内外学者对女性尿道综合征发病机制进行了相关研究，将其概括为由于各种原因导致尿道逼尿肌和括约肌功能失调，导致低顺应性膀胱、不稳定膀胱；以及精神心理因素，尿道狭窄或梗阻，尿道外口与生殖系统解剖异常（尿道口息肉、尿道与阴道距离间距小于3cm等），雌激素水平下降影响尿道平滑肌弹性等。尿道综合征多发于成年妇女，尤以绝经妇女最为多见。据国外报道，临床上有尿路刺激症状的女性中，约40%患有此症。其病因和病机较复杂，病程长且易反复发作。西医在临床治疗上多是对症或针对可能的诱因治疗，主要应用抗胆碱能类药物、钙离子拮抗剂等解痉药以及针对焦虑紧张的患者给予镇静安神药，雌激素水平下降者给予口服或经阴道雌激素给药；针对尿道口解剖异常的患者，行尿道外口成形术、尿道扩张术、外括约肌切断术、尿流改道术等。

中医尚无尿道综合征之病名，概括尿道综合征的主症为尿频、尿急、尿痛、小腹不适，当属于中医淋证的范畴。淋证一词始于《黄帝内经》，症以小便频数、淋沥涩痛、小腹拘急引痛为特点。《金匮要略》云："淋之为病，小便如粟状，小腹弦急，痛引脐中。"淋证可分为石淋、气淋、膏淋、劳淋、热淋，其病因多为膀胱湿热为患。

二、经方治疗女性尿道综合征

《伤寒论》云："观其脉证，知犯何逆，随证治之。"开创了辨证论治先河。纵观尿道综合征的临床表现，姚美玉教授认为本病可归属于淋证范畴，但并不完全等同于淋证，根据其临床表现当属蓄水蓄血证并见，病机为水瘀互结，病位在下焦膀胱，治以利水化瘀法并用，方用利水化瘀方。

（一）一般认识

1.临床表现

本病主要表现为小便不利（尿频、尿急、排尿不适）、腹部疼痛（小腹、阴中不适或疼痛不可名状）、神志异常（情绪忧郁、焦虑烦躁、夜寐不安等）。

2.蓄水与蓄血证

（1）蓄水证

《伤寒论》第71条云："太阳病，发汗后，大汗出，胃中干，烦躁不得眠，欲得饮水者……若脉浮，小便不利，微热消渴者，五苓散主之。"第127条："太阳病，小便利者，以饮水多，必心下悸；小便少者，必苦里急。"以上条文解释蓄水证为汗后表邪循经入里，膀胱气化失职，水蓄下焦所致。其主症表现为小便不利，少腹硬满，渴欲饮水，饮不解渴，甚则饮入即吐，苔白滑，病机为水蓄膀胱，气化不利或兼有表证未除。治法为通阳化气利水，兼以解表。方用五苓散。

（2）蓄血证

《伤寒论》第 106 条曰："太阳病不解，热结膀胱，其人如狂……但少腹急结者，乃可攻之，宜桃核承气汤。"此条文既指出太阳蓄血证的病因，又言明其病机为血热互结于下焦，主症表现为少腹部拘急硬痛，小便自利，其人如狂，舌红苔黄或有瘀斑，脉沉微或沉结。治法宜泻下瘀热，方用桃核承气汤。蓄血证病势急重者，抵当汤主之；蓄血证病势较缓者宜用抵挡丸峻药缓图。

（3）蓄水与蓄血证并见

《伤寒论》第 125 条云："太阳病身黄，脉沉结，少腹硬，小便不利者，为无血也。小便自利，其人如狂者，血证谛也，抵当汤主之。"后世医家多遵循此条文根据小便利与不利来区分蓄血与蓄水证，在临床中更是将二者截然分开论治。"证"是具有相对的稳定性和独立性，蓄水与蓄血证是对立的，但病的复杂性决定了不同的两个或多个证可同时存在于某一疾病中。因此蓄水与蓄血证常并见于某一疾病中。

综观女性尿道综合征的临床表现，结合蓄水证和蓄血证的特征可以看出，尿道综合征既有蓄水证小便不利、少腹不舒的症状，又有蓄血证少腹急结、少腹硬、情志异常等蓄血表现，所以尿道综合征当属蓄水蓄血证并见。

3. 病位在膀胱

中医素有引药入病所的引经理论，而明辨病位是正确选方用药的前提。姚美玉教授认为，女性尿道综合征以小便不利为主症，故病位在膀胱，但因膀胱和胞宫的解剖关系邻近，病位虽在膀胱但又与胞宫密切相关，二者相互影响。

（1）解剖关系

膀胱和子宫均位于小骨盆中，子宫在膀胱的后方。尿道起自膀胱的尿道内口，在阴道前方下行穿过尿生殖膈，开口于阴道前庭的尿道外口。尿道外口呈矢状位，位于阴道口的前方，正常女性尿道外口与阴道口有一定的距离，在成年人约5mm。有学者报道尿道外口距阴道口距离≤3mm的女性尿道综合征的患病率为72.15%，并且距离越短患病率越高。由于有生殖与泌尿系统的上述解剖结构特征，故膀胱、子宫较易相互合病。

（2）生理功能

膀胱的功能为储存及排出尿液，机体在代谢过程中所产生的废物如尿素、尿酸等，通过血液循环到达肾脏，经肾脏的生理功能产生尿液，通过一系列管道汇集于肾盂然后经输尿管输送到膀胱暂时储存。排尿时，尿液通过膀胱收缩经尿道排出体外。胞宫具有产生月经及孕育胎儿的作用。其形态、结构及位置随年龄、月经周期和妊娠情况而发生变化。

（3）病理联系

女性尿道较男尿道短、宽且直，易于扩张，较易引起逆行性感染。阴道是分娩、宫腔操作的必经之道，容易受到损伤及外界病原体的感染；绝经后妇女雌激素水平低，局部抵抗力下降，也易发生感染；阴道又与尿道毗邻，局部潮湿，易受污染，病菌既可沿生殖道黏膜上行蔓延至盆腔发生感染，又可合并尿道感染同时发病。

4. 病机——水瘀互结

（1）津血同源

津血都由水谷经脾胃气化而生，津液又可注于脉中，为血液补充的主要来源之一。《灵枢·邪客》提及"营气者，泌其津液，注之于脉，化以为血"。《灵枢·痈疽》又谈到"中焦出气如露，上注溪谷，而渗孙脉，津液和调，变化而赤为血"，津液可以化生为血，不断补充血液量，使血液满盈。以上条文亦在强调津血二者同源所出。津液是机体一切正常水液的总称，故津血同源亦可称为水血同源。

（2）水瘀互结

《素问·灵兰秘典论》云："膀胱者，州都之官，津液藏焉。"汇聚于膀胱的水液经肾气和膀胱之气的蒸化作用，其清者上输于脾，重新参与津液代谢，而剩余者则留于膀胱为尿。当肾与膀胱气化功能失调时，出现水液代谢异常，水液停留而致小便不利，而水为阴邪，易伤阳气从而影响了气血运行，血行不畅故而成瘀。《血证论》中有云"血积既久，其水乃成"。血脉瘀阻，血行不畅亦可导致津液输布障碍而水液停聚。血与水皆属于阴分，二者相互影响，血瘀可致水停，水停亦可促使瘀血的形成。日本学者研究发现，瘀血与本病密切相关。水湿之邪与血瘀为患下焦，致使尿频、尿急、排尿不畅等症状反复发作，迁延难愈。

（二）辨证论治

1. 辨证要点及治疗原则

中医无尿道综合征这一病名，根据其小便不利（尿频、尿急、排尿不畅）、腹部疼痛（小腹或阴中不适或疼痛不可名状）、神志异常（情绪忧郁、焦虑烦躁、夜寐不安等）的症状，姚美玉教授认为其应当归属于淋证范畴，但又不能完全等同于淋证，单纯用清热利湿法或补虚扶正法治疗本病都不能取得满意疗效。综观患者的临床表现，姚美玉教授认为无论该病的病位是在膀胱，还是在膀胱合并胞宫，其病机均为水瘀互结，蓄水蓄血证并见，可根据小便的性状（如小便的色泽、小便的长短等）、全身情况或伴随症状及舌脉等判断来辨寒热、在肝在肾，治疗上当以利水化瘀法并用，并兼顾补肾疏肝，宁心安神，方用利水化瘀方。根据临床表现、证型的不同，加减治疗。

2. 分型及治疗

（1）水瘀互结证（热象明显者）

症状： 小便频急，赤涩热痛，尿色黄赤，小腹拘急胀痛，或有口苦，呕恶，心烦，不寐，舌质红，苔黄腻，脉滑数等。

治法： 利水化瘀，清热利湿。

处方： 利水化瘀方重用泽泻，加滑石、车前草等。

组成： 桂枝 15 克，茯苓 15 克，泽泻 30 克，生白术 25，延胡索 25 克，香附 15 克，生蒲黄 15 克，没药 10 克，生地黄 25 克，白芍 25 克，淫羊藿 25 克，柴胡 15 克，龙骨 20 克，甘草 10 克，滑石 15 克，车前草 15 克。

（2）水瘀互结证（肾虚明显者）

症状： 尿急、尿频症状不明显，但小便淋沥不已，余沥难尽，夜尿频多，少腹或阴中冷痛，神疲乏力，腰膝酸软，头晕耳鸣，足跟疼痛，舌质淡，苔薄白，脉弱。

治法： 利水化瘀，补肾益气。

处方： 利水化瘀方加狗脊、穿山龙、山茱萸等。

组成： 桂枝 20 克，茯苓 15 克，泽泻 25 克，山药 15 克，延胡索 25 克，香附 15 克，生蒲黄 15 克，没药 10 克，生地黄 15 克，白芍 25 克，淫羊藿 25 克，柴胡 15 克，山茱萸 15 克，甘草 10 克，狗脊 25 克，穿山龙 30 克。

（3）水瘀互结证（肝气郁结明显者）

症状： 小便频急，排尿不畅，阴中或腹股沟疼痛，胁肋、少腹胀痛，随情志变化而加重或减轻，胸闷善太息，情绪急躁，心烦懊恼，舌淡，苔薄白，脉弦。

治法： 利水化瘀，疏肝解郁。

处方： 利水化瘀方加黄芩、姜半夏等。

组成： 桂枝 15 克，茯苓 15 克，泽泻 25 克，生白术 25 克，延胡索 25 克，香附 15 克，生蒲黄 15 克，没药 10 克，生地黄 15 克，白芍 25 克，淫羊藿 25 克，柴胡 15 克，龙骨 20 克，甘草 10 克，黄芩 25 克，姜半夏 15 克。

3. 利水化瘀方

利水化瘀法首见于《金匮要略》："妇人少腹满如敦状，小便微难而不渴，生后者，此为水与血俱结在血室也，大黄甘遂汤主之。"临床中常用的当归芍药散、桂枝茯苓丸等都是利水化瘀的代表方剂。综观利水化瘀方的组成，本方当由五苓散、失笑散、金匮肾气丸合方组成。合方治病首创于张仲景，如《伤寒论》中桂枝麻黄各半汤、桂枝二麻黄一汤、桂枝二越婢一汤，治疗表郁轻证；如《金匮要略》中治疗水气病的桂枝去芍药加麻辛附子汤，治疗腹满而表未解的厚朴七物汤，都可见仲景运用合方治病的身影。本方由桂枝、茯苓、泽泻、生白术、延胡索、香附、生蒲黄、没药、生地黄、白芍、淫羊藿、柴胡、龙骨、甘草等药组成，根据本方组成可化裁为五苓散、金匮肾气丸、失笑散加减。

五苓散出自《伤寒论·辨太阳病脉证并治》，主治膀胱气化不利之蓄水证，乃由太阳表邪不解，循经传腑，导致膀胱气化不利，而成太阳经腑同病。去价高之猪苓，其余药相伍，甘淡渗利为主，佐以温阳化气，使水湿之邪从小便而去。

失笑散源于《太平惠民和剂局方·卷六》："治产后心腹痛欲死，百药不效，服此顿愈。"主治瘀血停滞证。五灵脂气味腥臊，换用没药与延胡索可增强原方祛瘀止痛之功。柴胡与香附既能理气疏肝解郁，调节情志，又能行水祛湿。白芍缓急止痛，配伍甘草酸甘化阴以防通利太过，损伤阴血。

金匮肾气丸源于《金匮要略》之"肾气丸"，又名八味肾气丸，温补肾阳，化气行水，主治肾虚水肿，腰膝酸软，小便不利，畏寒肢冷，去原方附子重用桂枝，温通阳气，增强化气行水之功。本方加用入肝、肾二经之淫羊藿，可增强金匮肾气丸补肾壮阳的功效。西医研究表明，淫羊藿具有类激素样双向调节作用，即同时具有类雄激素样和类雌激素样作用。

【小结】

尿道综合征是以膀胱气化不利之膀胱蓄水为主症，故认为其病位在膀胱，但因在解剖位置上，膀胱与子宫相毗邻，在发病年龄上又好发于性生活活跃的女性，绝经后病情更易加重和反复，且大多数患者既往就有急性泌尿系统感染病史，经系统治疗后遇冷或情志不调，有不洁或不节性生活等情况后反复出现。因此本病的病位虽在膀胱，却与胞宫的关系密切，二者可相互影响致病。

本病的病机为水瘀互结，而水瘀互结的形成原因是脏腑功能的紊乱。姚美玉教授认为本病好发于已婚育龄期女性，与肝的疏泄功能相关；绝经后病情加重又与天癸竭、肾虚相关；焦虑、抑郁、心烦等情志异常症状与心、肝、肾三脏相关。

刘完素在《素问病机气宜保命集·妇人胎产论》中说："妇人童幼天癸未行之间，皆属少阴；天癸既行，皆从厥阴论之；天癸已绝，乃属太阴经也。"女子以肝为先天，肝主疏泄，调畅全身气机，促进血液及津液运行及输布，通畅三焦水道。肝气调达，疏泄正常，则三焦水道通利。育龄期女性因生活与工作等压力常影响了肝的疏泄功能，使得肝气郁滞，气机失畅，三焦水道不利，膀胱的气化功能受影响，致使水液停聚。

肾为主水之脏，具有主持和调节人体水液输布及排泄的功能，脏腑形体官窍代谢后产生的浊液通过三焦水道下输于肾，在肾气的气化作用下，再分清浊，清者重新吸收，由脾气的转输作用通过三焦水道上腾于肺，重新参与水液代谢；浊者则通过肾气的气化作用形成尿液，输入膀胱，并在肾与膀胱之气的气化作用下排出体外。肾与膀胱互为表里，绝经后女性天癸已竭，肾中阴精阳气逐渐衰竭，肾虚则膀胱气化失司，开合不利，水道通调不畅，水液停聚。

肝藏血，肾藏精。肝又与肾同居下焦，肝肾藏泄互用，肝肾调和则藏泄有度。若肝肾失调，既可使三焦水道不利，膀胱气化失司，又可使气血失调，瘀血停滞，水瘀互结为患于下焦，形成小便不利、腹痛等症。

不同年龄段的妇女发病，均因病程长久，病情反复而出现忧郁烦躁、心神不宁等症状，这与水瘀互结累及心、肝、肾相关。心肝肾三者互为母子关系，心藏脉，脉舍神；肝藏血，血舍魂。心主行血，为一身血液运行的动力；肝藏血，是贮藏血液、调节血量的重要器官，若血液运行异常，心神与肝魂受到影响，从而会出现忧郁烦躁等症状。又心为火脏，肾为水脏，水火应升降互济，若水火不能相济则会出现心烦不寐、心神不宁等症状。

本病治疗当以利水化瘀为主，佐以补肾疏肝，宁心安神。临床中应审证求因，抓主证进行治疗，灵活加减用药，方可奏效。

三、病案举例

李某，女，50岁，退休员工，现已绝经2年。就诊时间：2019年3月6日。

主诉： 尿频、尿急伴小腹疼痛不舒3天。

现病史： 患者自诉5年前因妇科手术导尿治疗后，出现尿路感染，经西药抗生素治疗后痊愈，此后多次出现尿路感染症状且经西药系统治疗有效。其症状近2~3年发作频繁，患者时感阴中不适，尿频涩少，经常小腹胀痛，臀凉腰酸，十分痛苦，焦虑不安。患者曾多方就诊，做全方面检查，均无明显异常。患者近3日又尿频、尿急，小痛胀痛，阴中不舒，腰酸冷痛，失眠多梦，舌质淡紫，苔薄白，脉沉。

辅助检查：尿常规、泌尿系B超均未见异常；支原体、衣原体检查呈阴性。

西医诊断：尿道疼痛综合征。

中医诊断：淋证（蓄水蓄血并见，肾虚水瘀互结证）。

治法：补肾利水化瘀法。

处方：桂枝20克，茯苓15克，泽泻25克，生白术25克，延胡索25克，香附15克，合欢皮25克，白芍25克，山茱萸15克，淫羊藿30克，生地黄15克，生蒲黄15克，没药10克，甘草10克。7剂，每日1剂，水煎，分2次服用。

二诊：2019年3月15日。患者诸症减轻，仍觉尿频，阴中不适，腹胀腰凉。守方再服7剂，诸症基本平息。半年未见复发。

按语：绝经女性，天癸竭，肾脏衰，膀胱气化不利，停水留瘀，水瘀互结致病。谨守病机，蓄水蓄血并治，事半功倍。

四、经典回顾

尿道综合征的主要症状为小便不利，而小便不利是临床中的一种常见症状，它在中医临床辨证中有着重要的诊断意义。张仲景在《伤寒论》及《金匮要略》中对小便不利的论述颇多，治疗中多次提到"但利其小便"或"从小便去之"这一治法。现列举有关条文，探讨仲景利小便之法的运用。

1. 温阳利水法——苓桂术甘汤

《伤寒论》第67条："伤寒，若吐、若下后，心下逆满，气上冲胸，起则头眩，脉沉紧，发汗则动经，身为振振摇者，茯苓桂枝白术甘草汤主之。"即为误用吐下方法后，导致脾虚水气上冲，症见"心下逆满，气上冲胸，起则头眩，脉沉紧"。治以苓桂术甘汤温阳健脾，利水化饮。

原方：茯苓四两（60克），桂枝三两（45克），白术三两（45克），甘草二两（30克）。

上四味，以水六升，煮取三升，分温三服。

2. 化气利水解表法——五苓散

《伤寒论·辨太阳病脉证并治》云："太阳病，发汗后，大汗出，胃中干，烦躁不得眠，欲得饮水者，少少与饮之，令胃气和则愈。若脉浮，小便不利，微热，消渴者，五苓散主之。"太阳病发汗后仍脉浮微热，可知表邪未尽；小便不利乃膀胱气化不利，水气不能通利于下焦所致的蓄水证，故用五苓散化气行水，发汗解表。

原方：猪苓（去皮）十八铢（12克），泽泻一两六铢（18克），白术十八铢（12克），茯苓十八铢（12克），桂枝（去皮）半两（8克）。

捣为散，以白饮和服方寸匕（2克），日三服。多饮暖水，汗出愈。如法将息。

3.宣通表里、开结利水法——桂枝去桂加茯苓白术汤

《伤寒论·辨太阳病脉证并治》:"服桂枝汤,或下之,仍头项强痛,翕翕发热,无汗,心下满,微痛,小便不利者,桂枝去桂加茯苓白术汤主之。"服用桂枝汤或用下法,仍见头项强痛诸症,此为表气失和,水气内结,气化失常的病机,本方为桂枝汤去桂枝加茯苓、白术而成,具有开结利水、宣通表里之用,表里通达,小便自利,其邪亦除。

原方:芍药三两,炙甘草二两,生姜三两(切),白术三两,茯苓三两,大枣(擘)十二枚。

4.温肾助阳利水法——真武汤

《伤寒论》第316条:"少阴病,二三日不已,至四五日,腹痛,小便不利,四肢沉重疼痛者,自下利者,此为有水气,其人或咳,或小便不利,或下利,或呕者,真武汤主之。"少阴病,肾阳衰微,阳虚寒盛,膀胱气化不利,水气不化,则小便不利,用真武汤温肾阳而利小便,肾阳得复,气化如常,则小便自利也。

原方:茯苓三两(45克),芍药三两(45克),生姜(切)三两(45克),白术二两(30克),附子(炮,去皮,破八片)一枚。

5.宣肺涤饮利水法——小青龙汤

《伤寒论·辨太阳病脉证并治》:"伤寒表不解,心下有水气,干呕发热而咳,或渴,或利,或噎,或小便不利,少腹满,或喘者,小青龙汤主之。"表寒不解,水气停积,肺气失宣,气化不利,故见小便不利。《伤寒论》用小青龙汤宣肺解表,涤化水饮,表解饮除,上焦得开,下焦得通,则小便自利。

原方： 麻黄（去节）三两（45克），芍药三两（45克），干姜三两（45克），五味子半升（100mL），甘草（炙）三两（45克），桂枝三两（45克），半夏（洗）半升（100mL），细辛三两（45克）。

上八味，以水一斗（2000mL），先煮麻黄，减二升，去上沫，内诸药，煮取三升，去滓，温服一升。

6. 祛风除湿、温阳散寒利水法——甘草附子汤

"风湿相搏，骨节疼烦，掣痛不得屈伸，近之则痛剧，汗出短气，小便不利，恶风不欲去衣，或身微肿者，甘草附子汤主之"。风湿相搏，盛于肌表，则身体烦疼；湿邪内阻，气化不利，则小便不利。治用甘草附子汤祛风除湿，温阳散寒，外风得祛，湿邪得除，则小便自利。

原方： 甘草（炙）二两（30克），附子（炮，去皮，破）二枚，白术二两（30克），桂枝（去皮）四两（60克）。

7. 育阴利水清热法——猪苓汤

《伤寒论·辨阳明病脉证并治》："若脉浮，发热，渴欲饮水，小便不利者，猪苓汤主之。"伤寒之邪传入于里，化而为热，与水相搏，遂成水热互结，郁热伤阴之证。治宜利水清热养阴。方用猪苓汤。

原方： 猪苓（去皮）、茯苓、阿胶、滑石（碎）、泽泻各一两（15克）。

上五味，以水四升（800mL），先煮四味，取二升（400mL），去滓，内下阿胶烊消，温服七合（140mL），日三服。

8. 清利湿热利水法——茵陈蒿汤

《金匮要略·黄疸病脉证并治》曰："诸病黄家，但利其小

便。"《伤寒论》第260条："伤寒七八日，身黄如橘子色，小便不利，腹微满者，茵陈蒿汤主之。"湿热内盛，郁而不得下行，湿热不能从下渗泄，故而小便不利，法当清热利湿，方用茵陈蒿汤。

原方：茵陈蒿六两（90克），栀子十四枚，大黄二两（30克）。

9.疏肝理脾、透达郁阳利水法——四逆散

《伤寒论》第318条："少阴病，四逆，其人或咳，或悸，或小便不利，或腹中痛，或泄利下重者，四逆散主之。"肝郁气滞，阳郁不畅，气机失常，影响了水道的正常通调，发为小便不利，治用四逆散疏肝理脾，透达郁阳以宣畅气机，通调水道，则小便自利。

原方：甘草（炙）、枳实（破，水渍炙干）、柴胡、芍药四味各十分（40克），捣筛，白饮和，服方寸匕，日三服。

第七节 "和枢机，畅三焦"论治
经行乳房胀痛

一、概述

经行乳房胀痛指每于行经前后或正值经期，出现乳房作胀或胀痛甚而结块，或乳头胀痒疼痛，甚至不能触衣。本症归属于月经前后诸证，是中医妇科的常见疾病之一。西医学中没

有相对应的病名，经前期综合征可见到此症，其与精神心理因素、雌孕激素在黄体后期的撤退和神经递质异常如 β - 内啡肽在黄体期下降、5-HT 水平下降、维生素 B_6 缺乏等因素有关，西医药物治疗副作用较大，多求助于中医治疗。

二、经方治疗乳痛

姚美玉教授在临床三十余年中，深刻体会到经方的博大精深，并对经行乳房胀痛有着自己独特的见解和认识。经行乳胀在四大经典及历代妇科专著中虽较少有单独篇论述，但其多与痰、气、瘀等密切相关。在《黄帝内经》和《金匮要略》中均有提到行气活血、祛湿活血、祛瘀消癥、软坚散结等治则治疗癥瘕、积聚，并有具体方剂，如枳实芍药散、当归芍药散、桂枝茯苓丸、鳖甲煎丸等。姚美玉教授在"结者散之、坚者削之""妇人之生，有余于气，不足于血，以其数脱血也""任脉为病，男子内结七疝，女子带下瘕聚；冲脉为病，逆气里急。督脉为病，脊强反折……女子不孕"等理论的指导下，结合30 余年丰富的临床经验，深刻体会到运用经方小柴胡汤合清肝解郁汤加减治疗经行乳房胀痛，收效显著。

（一）一般认识

经行乳房胀痛为患者的自觉症状，多于经前 7~10 天出现乳房胀满，或触之有块，质韧不坚，按之痛甚，经后则随血下而痛减。

审证求因是中医辨证的灵魂——根据经行乳房胀痛的临

床表现，姚教授认为其病位虽在乳房，但与脏腑功能失常和冲任失调密切相关。由少阳不利，三焦失畅，致痰、气、瘀郁结，乳络失畅而形成，且以实证多见，脏腑多涉及肝、脾（胃）。

1. 女子冲任与乳房

冲任二脉起于胞中，任脉循腹里，上关元至胸中；冲脉夹脐上行，至胸中而散。冲任二脉均行于胸中，而胸乳相连，故在经络上，冲任二脉和乳房密不可分。《女科撮要》曰："夫经水，阴血也，属冲任二脉所主，上为乳汁，下为月水。"冲脉为血海、十二经脉之海，任脉为阴脉之海，总调全身阴气和精血。脏腑气血下注冲任，冲任气血充盈，任脉通，太冲脉盛，在下充养胞宫，在上充养乳房。若冲任失调，影响乳络，形成本病。《圣济总录》云："妇人以冲任为本，若失于调理，冲任不和……则气壅不散，结聚乳间，或硬或肿，疼痛有核。"指出冲任失调则生乳疾，迁延日久，亦可能出现月经失调、痛经或婚久不孕等其他病症。

2. 脏腑与乳房

脏腑的生理功能正常是气血按时下注冲任的前提，若脏腑功能失调，则导致痰饮水湿和瘀血等有形实邪凝结于乳。女子乳头属肝，乳房属胃。从经络方面看，足阳明胃经行贯乳中，足厥阴肝经上膈，布胸胁绕乳头而行。从功能方面看，肝主疏泄以畅气机，调情志；肝藏血以贮藏和调节血量为主，其功能正常则月事以时下，乳房得以濡养，气血无所郁滞，若情志不畅，肝失疏泄而致气滞血瘀，瘀阻乳络，或木克脾土，致痰湿内生，结于乳房则生胀痛和肿块。脾胃为后天之本，气血生化之源。气血生化有源，一则月经如期，二则乳汁充足，乳房得以濡养。脾喜刚燥，胃喜柔润，脾胃燥湿相济而使邪不内生。若脾胃不和，痰湿停滞，可生他病。

3. 多实证

《伤寒论》中认为实证即外邪与痰饮水湿瘀血等有形实邪互结而成。本病形成因三焦失畅，多瘀多痰，且经前气血充盈，故乳胀多出现在经前，且以实证最为多见。

《素问·阴阳应象大论》云："治病必求于本，本固而标自立矣。"经行乳胀虽与肝脾胃和冲任紧密相关，但厥阴风木之病，其根本是从少阳枢机之气而化生。枢机利则百气转，故治疗经行乳胀需要从源头着手。

（二）辨证论治

1. 辨证要点及治疗原则

辨证要点：①时间：经行乳房胀痛随月经周期反复发作，多出现于经前；②疼痛的性质：以胀痛为主还是以刺痛为主，扪之有无肿块，疼痛程度可否耐受；③并结合患者所表现的伴随症状，辅以舌脉四诊合参，准确辨证其属于气郁血滞证还是痰瘀互结证。

治疗原则：和枢机，解郁结，畅三焦而化痰瘀。运用和法，和解少阳，透邪外达；通利三焦，化气行水；疏肝利胆以调和脾胃。

2. 分型及治疗

（1）气郁血滞

症状：经前或经行乳房胀痛拒按，或乳头痒痛，甚则不可触衣。常伴有经行腹痛，色暗红有血块，块下痛减，胸胁胀痛，喜叹息，舌淡紫，苔薄，脉弦涩。

治法：疏肝畅利三焦，行气化瘀止痛。

处方：小柴胡汤合清肝解郁汤加减，可酌情配用脉血康。

组成：柴胡、黄芩、姜半夏、浙贝母、茯苓、当归、赤芍、川芎、远志、桔梗、通草、川楝子、延胡索、蒲黄、泽兰、甘草。

（2）痰瘀互结

症状：经前或经行乳房刺痛，可扪及肿块，表面光滑，活动度好，或乳头痒痛，甚则不可触衣。经行小腹刺痛，月经量少，色紫暗有血块，块下痛减。平素胸闷，心烦易怒，舌淡紫，舌边尖有瘀点，苔白腻，脉滑涩。

治法：疏肝畅利三焦，化痰散结，除瘀止痛。

处方：小柴胡汤合清肝解郁汤加减，可酌情配用脉血康。

组成：柴胡、黄芩、姜半夏、浙贝母、茯苓、陈皮、当归、赤芍、川芎、远志、桔梗、通草、延胡索、莪术、川楝子、甘草。

【方药分析】

两证型中的主方均为小柴胡汤合清肝解郁汤。

小柴胡汤宣畅三焦气机，调和气血阴阳，调理半表半里之枢机，正邪兼顾。柴胡与黄芩相配伍，和解少阳枢机，畅达三焦，并清泻少阳相火；半夏化痰消痞散结；人参、大枣、甘草甘补调中，扶正祛邪，使中土健旺，不受木邪之害。全方疏利三焦，调达上下，宣通内外，和畅气机，化痰饮水湿于无形之中，为治疗经行乳胀之本。

清肝解郁汤具有疏肝解郁、软坚散结和祛痰化瘀之效。适用于乳癖初期气滞实证，清肝解郁，凉血散结。香附、青皮、苏叶活血行气，化瘀散结；当归、生地黄、白芍养血凉血兼活血；陈皮、栀子、半夏、桔梗、贝母清热燥湿，化痰软坚散结，行气健脾；通草清热利湿引热下行，远志、茯苓交通心肾，宁心安神。此方对于患有乳房结节者能够有效化痰散结以消之，两方合用标本兼顾，在临床上具有较好的疗效。

若胀甚于痛者加川楝子，川楝子和延胡索是金铃子散的组成，疏肝泄热，行气止痛；痰湿者加陈皮，与半夏共同构成二陈汤的主要组成，达到理气健脾、燥湿化痰之效；蒲黄和延胡索有失笑散之义，有活血祛瘀、散结止痛的作用；瘀重者加莪术，增强其破血之力；泽兰活血调经，利水消肿，善走血分，是妇科要药；有肿块者加王不留行、皂角刺等。

另可用中成药脉血康胶囊。组成：生水蛭一味。性味归经：水蛭味咸、苦，性平，归肝经。功效：破血通经，逐瘀消癥。作用：破血逐瘀，通脉止痛。用于癥瘕痞块，血瘀经闭，跌扑损伤，心腹疼痛。《神农本草经》云："主逐恶血，瘀血，月闭，破血瘕，积聚，无子，利水道。"《神农本草经百种录》云："水蛭最喜食人之血，而性又迟缓善入，迟缓则生血不伤，善入则坚积易破，借其力以攻积久之滞，自有力而无害也。"现代药理研究表明其内水蛭素能抗凝抗栓，改善血液循环，对于由瘀血引起的乳腺增生、痛经等病症均有治疗作用。

【小结】

本病病位在乳房，与肝、脾胃密切相关。临床中应审病求因，运用和枢机、调冲任，行气血、畅三焦之法以行气化痰散瘀。选用小柴胡汤和清肝解郁汤为基础，随证化裁，加化瘀止痛药或虫类药以搜剔络脉，增强软坚散结之力。

三、病案举例

李某，女，19 岁，学生。首诊日期：2019 年 11 月 20 日。

主诉：乳房周期性胀痛 3 年余。

现病史：13 岁初潮，既往月经 22~25 天一行，5 天净，量少，有血块，痛经（++），块下痛减，每于经前期 7~10 天自觉乳房胀满疼痛，胀甚于痛，经来后症状减轻，PMP：2019 年 10 月 15 日。LMP：2019 年 11 月 09 日。患者平素性格内向，多思忧虑，学业繁重，喜熬夜，大便黏腻，淡紫舌，苔白腻，脉弦涩。

婚育史：未婚。

辅助检查：乳腺 B 超示乳腺腺体不增厚，表面光滑，内部回声增粗，腺体排列不规整，导管走行尚可。于右乳 12 点钟位探及低回声。大小 4.4mm×3.9mm，边界清晰，形态规整，内部回声欠均匀，CDFI：低回声内部及周边未见血流信号。右乳乳头上方皮下探及低回声，大小为 12mm×2.7mm，边界清晰，形态规整，内部回声欠均匀，CDFI 示皮下低回声内部及周边可见少许血流信号。腋窝未探及肿大的淋巴结。超声提示双侧乳腺结构不良，右侧乳腺结节，右侧乳腺实性结节，右侧乳腺乳头上方皮下。

西医诊断：经前期综合征。

中医诊断：经行乳房胀痛（气郁血滞证）。

治法：疏肝畅利三焦，行气化瘀止痛。

处方：柴胡 10 克，黄芩 10 克，姜半夏 10 克，川楝子 5 克，贝母 10 克，茯苓 15 克，远志 15 克，陈皮 15 克，桔梗 25 克，通草 5 克，当归 20 克，赤芍 20 克，川芎 10 克，延胡索 25 克，泽兰 25 克，甘草 10 克。

按语：此患者属于学生群体，受自身性格及外界学业压力的影响，枢机不利，三焦失畅，肝失条达而气机郁滞，气滞痰凝血瘀共同郁结于胸中，既往月经量少，经行腹痛，多有血块，为瘀血之征。患者形体微胖，大便黏腻，为痰湿体质，淡紫舌白腻苔，脉弦涩为气郁血滞之征。故需柴胡与黄芩相配伍，和解少阳枢机，畅达三焦，当归、赤芍养血凉血兼活血；陈皮、半夏、桔梗、贝母化痰散结，燥湿健脾；茯苓、通草清热利水化饮，远志交通心肾，甘草调和诸药。全方疏肝畅利三焦，行气化瘀止痛。

四、经典回顾

经方对于治疗疾病的临床指导意义颇深，需熟悉并深谙之。

1. 病机

《妇科玉尺》云："妇人平日水养木，血养肝，未孕为月水，既孕养胎，既产为乳，皆血也。今邪逐血，并归肝经，聚于膻中，结于乳下，故手触之则痛。经前气血下注胞宫，使其他脏腑相对气血不足。阴血下注血海，肝失血养，肝气易郁，则可见经行头痛，乳房胀痛。"

2. 治则

《素问·至真要大论》云："寒者热之，热者寒之，微者逆之，甚者从之，坚者削之，客者除之，劳者温之，结者散之，留者攻之。"

3. 鳖甲煎丸

《金匮要略·疟病脉证并治》云："病疟，以月一日发，当以十五日愈；设不差，当月尽解；如其不差，当云何？师曰：此结为癥瘕，名曰疟母，急治之，宜鳖甲煎丸。"

原方：鳖甲（炙）十二分，射干（烧）三分，黄芩三分，柴胡六分，鼠妇（熬）三分，干姜三分，大黄三分，芍药五分，桂枝三分，葶苈（熬）一分，石韦（去毛）三分，厚朴三分，牡丹皮（去心）五分，瞿麦二分，紫葳三分，半夏一分，人参一分，䗪虫（熬）五分，阿胶（炙）三分，蜂窠（炙）四分，赤硝十二分，蜣螂（熬）六分，桃仁二分。

功效：寒热并用，攻补兼施，行气化瘀，除痰消癥。

4. 桂枝茯苓丸

《金匮要略·妇人妊娠病脉证并治》云："夫人宿有癥病，经断未及三月，而得漏下不止，胎动在脐上者，为癥痼害。妊娠六月动者，前三月经水利时，胎也。下血者，后断三月，衃也。所以血不止者，其癥不去故也，当下其癥，桂枝茯苓丸主之。"

原方：桂枝、茯苓、牡丹皮（去心）、桃仁（去皮尖，熬）、芍药各等份。

上五味，末之，炼蜜和丸，如兔屎大，每日食前服一丸。不知，加至三丸。

功效：活血化瘀，缓消癥块。

5. 小柴胡汤

《伤寒论》第96条载："伤寒五六日中风，往来寒热，胸胁苦满，嘿嘿不欲饮食，心烦喜呕，或胸中烦而不呕，或渴，或腹中痛，或胁下痞硬，或心下悸，小便不利，或不渴，身有微热，或咳者，小柴胡汤主之。"

原方：柴胡半斤，黄芩三两，人参三两，半夏（洗）半升，甘草（炙）三两，生姜（切）三两，大枣（擘）十二枚。

功效：和解少阳，调达枢机。

6. 乳中结核——清肝解郁汤

《医宗金鉴·外科心法要诀》云："乳中结核梅李形，按之不移色不红，时时隐痛劳岩渐，证由肝脾郁结成。"

原方：当归、生地黄、白芍（酒炒）、川芎、陈皮、制半夏各八分，贝母（去心，研）、茯神、青皮、远志（去心）、桔梗、紫苏叶、栀子（生，研）、木通、生甘草各四分，香附（醋炒）一钱。

功效：清肝解郁，凉血散结。

7. 通肝生乳汤

《傅青主女科》云："少壮之妇，于生产之后，或闻丈夫之嫌，或听翁姑之谇，遂致两乳胀满疼痛，乳汁不通。人以为阳明之火热也，谁知是肝气之郁结乎。夫阳明属胃，乃多气多血之府也。乳汁之化，原属阳明。然阳明属土，壮妇产后，虽云亡血，而阳明之气实未尽衰，必得肝木之气以相通，始能化成乳汁，未可全责之阳明也。盖乳汁之化，全在气而不在血。今产后数日，宜其有乳，而两乳胀满作痛，是欲化乳而不可得，非气郁而何？明明是羞愤成郁，土木相结，又安能化乳而成汁也。治法宜大舒其肝木之气，而阳明之气血自通，而乳亦通矣，不必专去通乳也。"

原方：白芍（醋炒）五钱，当归（酒洗）五钱，白术（土炒）五钱，熟地黄三分，甘草三分，麦冬（去心）五钱，通草一钱，柴胡一钱，远志一钱。

功效：疏肝解郁，理气通乳。

第二章

治病与安胎并举治疗妊娠诸病

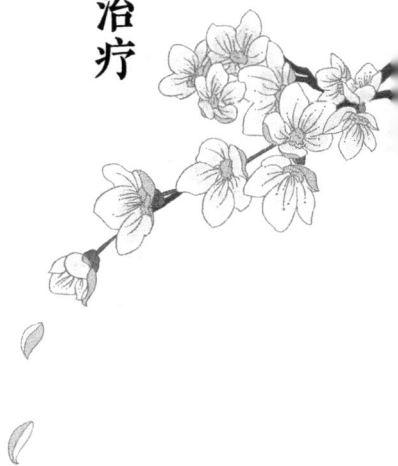

第一节　妊娠发热

一、概述

　　感冒是以鼻塞、流涕、喷嚏、头痛、恶寒、发热、全身不适为主症的病症，是最常见的外感病之一。病情较轻者多为感受当令之气，称为冒风、伤风、冒寒；病情较重者多为感受非时之邪，称为重伤风；在一个时期内广泛流行、病情类似者称为时行感冒。西医学的普通感冒、急性上呼吸道感染属于本病范畴，可参照本病辨证论治；流行性感冒属于时行感冒范畴，可部分参考本病辨证论治。妊娠感冒出现发热，为妊娠期间出现发热的最常见因素。历代对此病的病名并未有统一论述。像《妇人大全良方》等古代文献中记载的"妊娠伤寒""妊娠寒热""妊娠时气""妊娠热病"等虽不专指此病，却也有很多与此病描述相一致的内容。中医发热是一个常见的临床症状，有外感发热与内伤发热之分。因妊娠期发热多由外感因素导致，且内伤发热多兼杂多种病症，病情复杂，篇幅有限，故我们在这里阐述的是由外感导致的妊娠发热，在西医学上主要指妊娠合并普通感冒。我们可以从常人感冒入手，然后结合妊娠期女性特有的生理特点来认识此病。

　　另外需要知道的是妊娠初期可有生理性低热现象，即怀孕后孕妇的基础体温会比普通人高 0.3~0.5℃左右。但妊娠发热也必须引起重视，因其会对妊娠结局产生不同程度的影响，严重者正如《傅青主女科·产前后方症宜忌》中所述："胎前患伤寒、疫症、疟疾，热久必致堕胎……"

二、经方治疗妊娠发热

（一）外感发热的历史沿革

外感发热的理论基础始见于《黄帝内经》，《素问·阴阳应象大论》《素问·热论》《素问·至真要大论》等篇中对外感发热的病因病机与治疗法则，均做了扼要的论述。如《素问·热论》载："黄帝问曰：今夫热病者，皆伤寒之类也……岐伯对曰：巨阳者，诸阳之属也，其脉连于风府，故为诸阳主气也。人之伤于寒也，则为病热……"

汉代张仲景《伤寒论》为我国第一部研究外感热病的专著，系统地论述了外感热病的病因病机和证治规律。他以阴阳为纲，创造性地提出了运用六经辨证理论来概括外感热病发展过程中六个阶段的变化，从而成为后世对外感热病辨证论治的纲领。其中三阳病证属外感发热范畴，经典方剂有桂枝汤、桂枝加葛根汤、桂枝加厚朴杏子汤、麻黄汤、麻黄杏仁薏苡甘草汤、葛根汤、大青龙汤、小青龙汤、五苓散、麻杏石甘汤、葛根芩连汤、白虎汤、白虎加参汤、小柴胡汤、大柴胡汤等。

金代刘完素对外感热病的病因病机主火热论，认为外感热病的病因主要是火热病邪，即使是其他外邪也是"六气皆从火化"，因此他主张"热病只能作热治，不能从寒医"，治疗"宜凉不宜温"，这就突破了金代以前对外感热病必从寒邪立论，治疗多用辛温的学术束缚，是外感热病理论的一大进步。

清代叶香岩在《外感温热篇》中对外感热病的感邪、发病、传变规律、察舌验齿等诊治方法都有详细的阐述，创立了外感热病的卫气营血辨证纲领。薛生白《湿热病篇》对外感湿热发病的证治特点做了详细论述。吴鞠通《温病条辨》对风温、湿温等各种外感热病做了条分缕析的论述，不仅创制了一批治疗外感热病行之有效的方药，同时创立了外感热病的三焦辨证理论，如其博采诸家之说，参合己意而创制的银翘散和桑菊饮等方剂颇受后世推崇。卫气营血辨证和三焦辨证的创立，标志着温病学说的形成，从而使外感热病的理论和临床实践臻于完善。

（二）一般认识

妊娠感冒出现发热为妊娠期间出现发热的最常见因素。姚教授据其多年的临床经验，针对此病拥有自己独到的见解。

1. 病位

姚美玉教授认为本病的病位主要在肺卫或半表半里。以风为首的六淫病邪或时行疫毒，侵袭人体的途径或从口鼻而入，或从皮毛而入。因风性轻扬，多犯上焦，故《素问·太阴阳明论》云："伤于风者，上先受之。"肺为脏腑之华盖，其位最高，开窍于鼻，司呼吸，外合皮毛，其为娇脏，不耐邪侵，故外邪从口鼻、皮毛入侵，肺卫首当其冲，感邪之后，很快出现卫表不和及上焦肺系症状。妊娠妇女阴血下注冲任以养胎元，气血虚弱，更易受到外邪侵入，邪犯在表之太阳，同时因惧怕药物对胎儿造成影响，感病早期多不愿就诊而致病情入里内传，客于半表半里之少阳，正邪相争时邪正相持，因此正邪纷争，互有进退，呈现出正胜则热，邪胜则寒，故患者出现寒热交替，休作有时，此为少阳病特有主症。本病发展过程中易影响其他脏腑，累及胞宫影响胎儿。

2. 病因病机

感冒是由于六淫、时行疫毒侵袭人体而致病，以风邪为主因，在不同季节与当令之时气相合而伤人，一般以风寒、风热两者为多见。

（1）妊娠对感冒发热的影响

《女科精要·妊娠疟疾》云："妊娠寒热，皆因气血虚损，风寒乘之。风为阳邪，化气而为热；寒为阴邪，化气而为寒；阴阳并挟，寒热互见。阳微恶寒，阴弱发热。此皆虚之所致……"《傅青主女科·妊娠恶阻》亦云："夫妇人受妊，本于肾气之旺也，肾旺以摄精，然肾一受精而成妊，则肾水生胎，不暇化润于五脏。"妊娠期妇女，阴血下注冲任以养胎，出现阴血聚于下，阳气浮于上的状态，其他脏腑充养不足；且若胎儿生长过快过大，子夺母气，而使母体正气更加亏虚，每易招致外感。正所谓《素问》云："正气存内，邪不可干""邪之所凑，其气必虚"。说明若孕妇气血虚弱，则易感受外邪而致病。外邪入侵，肺卫功能失调，导致卫表不和，肺失宣肃，尤以卫表不和为主要方面。外邪侵袭，人体正气与之相搏，正邪交争于体内，则引起脏腑气机紊乱，阴阳失调，阳气亢奋，或热、毒充斥于人体而见发热。东北地区气候寒冷，人们易感风寒之邪而为病，但因妊娠期女性"阴常不足，阳常有余""血感不足，气易偏盛"的特殊生理状态，即使感受风寒之邪，也较易化寒为热，而以发热重、恶寒轻、咽部红赤疼痛、口干唇燥、鼻塞流涕、周身疼痛等为临床表现的外感风热证多见。

（2）感冒发热对妊娠的影响

清代傅山在《傅青主女科·产前后方症宜忌·胎前患伤寒疫症疟疾》中提到："胎前患伤寒、疫症、疟疾，热久必致堕胎……"外邪侵袭肺卫，卫表不和，肺失宣肃，肺金受损，而金水相生，肾水受损，则胎失所养而伤胎。因肾为先天之本，主生殖，肾气盛，天癸至，任脉通，太冲脉盛，则女子可有经、孕、产、乳的生理功能，胞络者系于肾。正如《傅青主女科·妊娠口干咽疼》云："夫胎也者，本精与血之相结可成，逐月养胎，古人每分经络，其实均不离肾水之养。"且五脏六腑相互联系，外邪侵袭，脏腑功能会相继受损，影响胞胎而致胎动不安。西医认为孕后三个月内为胚胎发育最关键的时期，若在此时出现发热，易造成胎儿流产或使胎儿出现畸形；孕中期、孕晚期发热对胎儿畸形影响较小，但可导致胎儿缺氧，胎心监护持续增快，胎儿窘迫，甚至引起胎儿死亡。

（三）辨证论治

1. 辨证要点

（1）辨外感发热与内伤发热

病史及起病特点：外感发热由感受外邪所致，起病较急，病程较短。而内伤发热由内因所引起，起病徐缓，一般病程较长或有反复发作的病史。

临床表现：外感发热多表现为高热，外邪不除则发热不退。发热初期常伴恶寒，其寒虽得衣被而不减，常兼见头身疼痛、鼻塞、流涕、咳嗽、脉浮等表证。而内伤发热表现以低热者较多，或仅自觉发热而体温不高。其热时作时止，或发无定时，且多感手足心热，大多发热而不恶寒，或虽感怯冷，但得衣被则减，通常伴有头晕、神倦、自汗盗汗、脉弱无力等症。在李东垣《内外伤辨惑论》的基础上，《医宗金鉴·杂病心法要诀·内伤外感辨似》对内伤与外感发热的鉴别做了较好的归纳，值得参考。他说："热在肌肉从内泛，热在皮肤扪内轻。"内伤外感皆发热，内伤之发热，热在肌肉，以手扪之，热从内泛，不似外感之发热，热在皮肤，以手扪之，热自内轻也。

（2）辨热型

热型在一定程度上可以反映外感发热的病位、病势、病邪性质等。发热恶寒指发热与恶寒同时存在，提示病在卫表。壮热指但热不寒，且热势很盛，一日之内波动很小，高热不退，持续时间达数天或更长。多见于气分发热、肺系邪热及暑热病邪所致发热。寒热往来指恶寒与发热交替出现，寒时不热，热时不寒，一日发作数次，提示病位在少阳、肝胆，或由疟邪所致。潮热指热势盛衰起伏有时，如潮汛一般。外感之潮热多属实证，热势较高，热退不静，定时又复升高，多见于阳明腑实证、湿温证以及热入营血证等。不规则发热指发热持续时间不定，热势变动并无规律，见于时行感冒、风湿热所感等。

2. 治疗原则

治疗原则为治病与安胎并举。"热者寒之"，故清热安胎为治疗外感发热之主法，贯穿于本病的各个阶段。由于妊娠期妇女特有的"阴常不足，阳常有余""血感不足，气易偏盛"的生理特点，治疗同时要兼顾保存阴津，遵循《女科经纶》针对妊娠外感发热的治疗原则，即"妊娠伤寒以清热安胎为主，妊娠伤寒不可犯胎"，治以解表透邪，清热安胎，补虚扶正。

姚美玉教授在用药特点上注意凡峻下、滑利、祛瘀、破血、耗气、散气以及一切有毒之品都应慎用或忌用，发表不可太过，清热不宜太过苦寒，而多加用养阴之品，如麦冬、白芍、党参、生地黄等，同时多配伍桔梗，防苦寒药泻下伤阴。

3. 分型论治

由于四时六气不同，以及人体素质的差异，本病临床表现的证候有风寒、风热和半表半里之证的不同。又因妊娠期妇女特殊的生理特点，以风热证居多，方用寿胎丸合银翘散加减；其次为风寒证，方用寿胎丸合葱豉汤加减；再次为半表半里证，方用寿胎丸合小柴胡汤加减。

在临床上，应注意治病与安胎并举这一妊娠病治疗大法，故我师常以寿胎丸加入方中，祛邪的同时顾护胎元，中病即止，宗"有故无殒"之意。寿胎丸来源于《医学衷中参西录》："胎在母腹，若果善吸其母之气化，自无下坠之虞。且男女生育，皆赖肾脏作强。菟丝大能补肾，肾旺自能荫胎也。寄生……大能使胎气强壮，故《神农本草经》载其能安胎。续断亦补肾之药……阿胶系驴皮所熬……最善伏藏血脉，滋阴补肾，故《神农本草经》亦载其能安胎也。"四药相配，共奏补肾填精、固冲安胎之功。另外在药物处方中，我师多加用四君子汤，祛邪之时不忘补虚扶正，方中多加益气之品，一则可托毒外出，二则可先安未受邪之地，使人体正气充足，祛邪有力。

（1）风寒束表证

症状：妊娠期间恶寒重，发热轻，无汗，头项强痛，鼻塞声重，鼻涕清稀，或有咽痒咳嗽，痰白稀，口不渴，肢节酸痛，舌苔薄白，脉浮紧。

治法：辛温解表，散寒安胎。

处方：寿胎丸合葱豉汤加味。

组成：川断、桑寄生、菟丝子、阿胶、当归、白芍、葱白、淡豆豉、荆芥、紫苏叶、生姜、甘草。

妊娠期女性处于阴血亏虚的状态，故不用麻黄汤、桂枝汤、小青龙汤等辛温解表剂，恐其发汗伤阴导致病情加重。葱豉汤见于晋代葛洪《肘后备急方·治伤寒时气温病方第十三》："又伤寒有数种，人不能别，令一药尽治之者，若初觉头痛，肉热，脉洪起，一二日，便作葱豉汤，用葱白一虎口，豉一升，以水三升，煮取一升，顿服取汗。"本方乃微辛微温之剂，具有通阳解表散寒的作用，主治外感风寒轻证。方中葱白发汗解表，散寒通阳，性味辛温，但辛而带润，温而不燥。淡豆豉是由黑豆蒸而成，苦寒的性味已转微温。所以葱白和淡豆豉结合微辛微温，发汗不伤阴，无凉遏之虑。伤寒初起，邪在卫分者，用之最为适宜。同名方见于《类证活人书》，为本方加麻黄、葛根构成，加强发汗解肌之效。主治伤寒一二日，头项腰背痛，恶寒脉紧无汗者。当归、白芍补益气血，荆芥解表祛风，紫苏、生姜增强解表散寒之力，且紫苏另有行气宽中、理气安胎之效，甘草调和。诸药与寿胎丸合用，共奏辛温解表、散寒安胎之功。

（2）风热犯表证

症状：妊娠期间发热重，微恶风寒，鼻塞流黄浊涕，身热有汗或无汗，头痛，咽部红赤疼痛，口干唇燥，口渴欲饮或有咳嗽痰黄，舌苔薄黄，脉浮数。

治法：辛凉透表，清热安胎。

处方：寿胎丸合银翘散加味。

组成：川断、桑寄生、菟丝子、阿胶、金银花、连翘、荆芥穗、淡豆豉、薄荷、桔梗、芦根、甘草。

银翘散出自《温病条辨》，是吴瑭论治温病所创第一方。《温病条辨·上焦篇》第4条云："太阴风温、温热、温疫、冬温，初起恶风寒者，桂枝汤主之；但热不恶寒而渴者，辛凉平剂银翘散主之。"第5条云："太阴温病，恶风寒，服桂枝汤已，恶寒解，余病不解者，银翘散主之，余症悉减者，减其制。"本方由金银花、连翘、桔梗、薄荷、芦根、淡竹叶、荆芥、淡豆豉、牛蒡子、甘草组成，全方共奏辛凉透表、清热解毒之功。方中金银花、连翘气味芳香，既能疏散风热，清热解毒，又可辟秽化浊，在透散卫分表邪的同时，兼顾了温热病邪易蕴结成毒及多夹秽浊之气的特点，故为君药。薄荷辛凉，疏散风热，清利头目，且可解毒利咽；荆芥穗、淡豆豉辛而微温，解表散邪，此二药虽属辛温，但辛而不烈，温而不燥，配入辛凉解表方中，增强辛散透表之力。芦根清热生津，除烦止呕，治疗感冒的同时还可减轻妊娠反应；桔梗开宣肺气而止咳利咽，再者取其宣肺气之功，兼顾妊娠期妇女胸闷、气短等气机失调引起的常见症。原方中牛蒡子、淡竹叶性较寒凉，脾胃虚寒者、孕妇慎用，可酌情减去。注意事项：一要分类煎煮，即寿胎丸方先煎，银翘散方后下，正所谓"香气大出，即取服"，不能过煎，这种轻煎法符合"治上焦如羽，非轻不举"的治则，取其气全以保留芳香挥发有效物质；再者要频服，即将一剂药，一日内分5~6次甚至更多次分服，有利于急性病的治疗。

（3）半表半里证

症状：妊娠期间寒热往来，头眩，或呕，或心下烦，或胸胁满，少阳头昏，项强，脉弦。

治法：和解退热，补肾安胎。

处方：寿胎丸合小柴胡汤加味。

组成：川断、桑寄生、菟丝子、阿胶、柴胡、黄芩、党参、大枣、当归、白芍、桔梗、金银花、荆芥、甘草。

《伤寒论》云："伤寒五六日中风，往来寒热，胸胁苦满，嘿嘿不欲饮食，心烦喜呕……小柴胡汤主之。""伤寒中风，有柴胡证，但见一证便是，不必悉具……""血弱气尽，腠理开，邪气因入，与正气相搏，结于胁下，正邪分争，往来寒热，休作有时，嘿嘿不欲饮食……小柴胡汤主之。"病邪如入太阳，则发热恶寒同时发作；如入在里之阳明，则见不恶寒，但发热，且高热汗出；邪入半表半里之少阳，则寒往热来，热往寒来，恶寒发热交替出现。方中柴胡苦平，入肝胆经，透泄少阳之邪，疏泄气机郁滞；黄芩苦寒，清泄少阳之热。两药相配伍，一散一清，和解少阳。因妊娠期间，阴血下养胎元，肝阴相对匮乏，柴胡用量不宜过大，以防伤肝血，截肝阴；当归、白芍为半个四物汤，补养阴血的同时，以酸敛养血柔肝之白芍与柴胡配伍，防柴胡截肝阴之弊。二药参合，刚柔相济，动静结合，体用兼顾，互制其短，而展其长，以达升阳敛阴、调和表里之妙用。半夏辛温，恐其助热，且有碍胎之虞，故去之；加党参性味甘平，作用和缓，配合大枣、甘草为半个四君子汤，在柴胡的带领下助少阳正气以祛邪，补太阴脾气，防止少阳之邪内传太阴。正所谓"见肝之病，知肝传脾，当先实脾"。金银花、荆芥疏风清热，兼顾在表未解之风热。《本草崇原》云："桔梗，治少阳之胁痛。"开肺气，利气机以达肝郁。全方运用经方加减，合用寿胎丸配伍严密，思路清晰，寒热并用，攻补兼施，共奏和解少阳、补肾安胎之功。

【小结】

姚美玉教授结合多年临床经验认为本病的病位主要在肺卫，主要的致病因素是以风邪为首的六淫病邪和时行疫毒，病机为妊娠期妇女"血感不足，气易偏盛"，阴血下注冲任以养胎，出现阴血聚于下，阳气浮于上，阳气偏亢的状态，每易招致外感，导致卫表不和，邪正纷争，脏腑功能失调，阳气亢奋，或热、毒充斥于人体而致发热。本病治疗原则为治病与安胎并举，治以解表透邪，清热安胎，补虚扶正。讲究辨证求因，审因论治，强调整体治疗的观念，遵循个体化原则，对于妊娠外感发热患者并不强制性退热降温，而是针对外感病因因势利导，病因祛除，则发热、恶寒等全身不适症状随之缓解，孕妇体温得降。

三、病案举例

患者王某，29 岁。就诊日期：2016 年 2 月 5 日。

主诉： 妊娠 11 周余，发热 3 天。

现病史： 患者平素月经规律，月经周期 25 天，经期 5~6 天，量正常，无痛经。患者末次月经 2015 年 11 月 19 日，停经 30 天自测妊娠试验阳性。患者于 4 天前因天气炎热而减衣外出。第二天自觉身热，怕冷，测体温为 38℃，自服药物，体温下降至 37.2℃，维持近 4 小时后体温再次上升，继续服药后体温波动较大，忽冷忽热，故来医院就诊。现患者体温 37.7℃，恶寒，乏力，口苦，舌淡，苔薄黄，脉弦。

中医诊断： 妊娠发热（半表半里证）。

治法： 和解表里，清热安胎。

方剂： 小柴胡汤合寿胎丸加减。

组成： 菟丝子 20 克，续断 20 克，桑寄生 20 克，桔梗 15 克，白芍 15 克，党参 20 克，柴胡 25 克，黄芩 15 克，黄芪 20 克，甘草 10 克。

头煎加水 400mL，水煎 30 分钟，取汁 100mL，二煎加水 300mL，水煎 30 分钟，取汁 100mL，两煎相混，日两次，早晚饭后温服。4 剂。

方药分析： 妇女妊娠期间因气血偏虚，腠理不密，易受外邪侵袭。感邪之后又多因表卫不足，同时感病早期不愿就诊而致病情入里而内传，外邪入里客于少阳，化热化燥。一般认为口苦、咽干、目眩、往来寒热、胸胁苦满、嘿嘿不欲饮食、心烦、喜呕各为一证，这几证中但见一证便是柴胡证。太阳证未解，邪犯少阳，正邪相争，故恶寒发热，体温时升时降，忽冷忽热，可看作往来寒热的表现之一。本病用小柴胡汤加减，治疗外感表证发热，表邪未解，邪入半表半里之证。柴胡善于祛邪解表退热，疏散少阳半表之邪，同时，既可激发正气抗邪，又可以条畅枢机，使热邪外达，而达安内攘外之效；黄芩苦寒，清少阳半里之热。两药合用，一散一清，共解半表半里之证。柴胡、黄芩两药合用可和解少阳。本方同时合寿胎丸加减，治以安胎，扶正祛邪。桔梗为"诸药舟楫，载之上浮"，可祛邪从表而出。党参、白芍、甘草，补虚扶正，加黄芪大补元气，全方和解表里，清热安胎，补虚扶正。

四、经典回顾

（一）《伤寒杂病论》中治疗外感发热的经典方剂

1. 桂枝汤

《伤寒论》第12条："太阳中风，阳浮而阴弱。阳浮者，热自发，阴弱者，汗自出。啬啬恶寒，淅淅恶风，翕翕发热，鼻鸣干呕者，桂枝汤主之。"

《伤寒论》第13条："太阳病，头痛，发热，汗出，恶风，桂枝汤主之。"

《伤寒论》第95条："太阳病，发热汗出者，此为荣弱卫强，故使汗出，欲救邪风者，宜桂枝汤。"

原方： 桂枝三两（去皮），芍药三两，甘草二两（炙），生姜三两（切），大枣十二枚（擘）。

用法： 上五味，㕮咀三味，以水七升，微火煮取三升，去滓，适寒温，服一升。服已，须臾啜热稀粥一升余，以助药力，温覆令一时许，遍身漐漐，微似有汗者益佳，不可令如水流漓，病必不除。若一服汗出病差，停后服，不必尽剂；若不汗，更服依前法；又不汗，后服小促其间，半日许，令三服尽。若病重者，一日一夜服，周时观之，服一剂尽，病证犹在者，更作服；若汗不出，乃服至二三剂。禁生冷、黏滑、肉面、五辛、酒酪、臭恶等物。

功效： 解肌祛风，调和营卫。

主治： 外感风寒表虚证。因外感风寒，营卫不和所致。以发热、汗出、恶风、头痛、脉浮缓为辨证要点。

2. 桂枝加葛根汤

《伤寒论》第14条："太阳病，项背强几几，反汗出恶风者，桂枝加葛根汤主之。"

原方： 葛根四两，麻黄（去节）三两，芍药二两，生姜（切）三两，炙甘草二两，大枣（擘）十二枚，桂枝（去皮）二两。

功效： 解肌祛风，调和营卫，升津舒筋。

主治： 风寒客于太阳经输，营卫不和证。以发热，汗出，恶风，项背拘紧固缩、转动不灵为辨证要点。

3. 桂枝加厚朴杏子汤

《伤寒论》第18条："喘家作桂枝汤，加厚朴杏子佳。"

原方： 桂枝（去皮）三两，炙甘草二两，生姜（切）三两，芍药三两，大枣（擘）十二枚，厚朴（炙，去皮）二两，杏仁（去皮尖）五十枚。

功效： 解肌发表，降气平喘。

主治： 宿有喘病，又感风寒。为太阳中风兼肺气不利，症见桂枝汤证兼咳喘气逆者。

4. 麻黄汤

《伤寒论》第35条："太阳病，头痛发热，身疼腰痛，骨节疼痛，恶风无汗而喘者，麻黄汤主之。"

原方：麻黄（去节）三两，桂枝（去皮）二两，甘草（炙）一两，杏仁（去皮尖）七十个。

功效：发汗解表，宣肺平喘。

主治：外感风寒表实证。由风寒束表，肺气失宣所致。风寒之邪侵袭肌表，营卫首当其冲，寒性收引凝滞，致使卫阳被遏，营阴郁滞，即卫闭营郁。以发热、恶寒、无汗而喘、头痛、周身疼痛、脉浮紧为辨证要点。

5. 麻黄杏仁薏苡甘草汤

《金匮要略·痓湿暍病脉证治》："病者一身尽疼，发热，日晡所剧者，名风湿。此病伤于汗出当风，或久伤取冷所致也，可与麻黄杏仁薏苡甘草汤。"

功效：发汗解表，祛风除湿。

主治：风湿在表，湿郁化热证。症见一身尽疼，发热，日晡所剧。

6. 葛根汤

《伤寒论》第31条："太阳病，项背强几几，无汗恶风，葛根汤主之。"

原方：葛根四两，麻黄（去节）三两，桂枝（去皮）二两，芍药二两，甘草（炙）二两，生姜（切）三两，大枣十二枚。

功效：发汗解表，升津舒筋。

主治：太阳伤寒兼经输不利。以发热、恶寒（风）、无汗、头痛、项背拘急不舒、脉浮紧为辨证要点。

7. 大青龙汤

《伤寒论》第38条："太阳中风，脉浮紧，发热恶寒，身疼痛，不汗出而烦躁者，大青龙汤主之。若脉微弱，汗出恶风者，不可服之。服之则厥逆，筋惕肉眲，此为逆也。"

原方：麻黄（去节）六两，桂枝（去皮）二两，甘草（炙）二两，杏仁（去皮尖）四十枚，生姜（切）三两，大枣（擘）十枚，石膏如鸡子大（碎）。

功效：发汗解表，兼清里热。

主治：外感风寒，内有郁热证；溢饮证。阳盛之人，外为风寒骤加，则阳气内郁而不伸，故见烦躁不宁之象。以发热、恶寒、身痛（或重）、无汗、烦躁，脉浮紧为辨证要点。

8. 小青龙汤

《伤寒论》第 40 条："伤寒表不解，心下有水气，干呕发热而咳，或渴，或利，或噎，或小便不利，少腹满，或喘者，小青龙汤主之。"

《伤寒论》第 41 条："伤寒心下有水气，咳而微喘，发热不渴。服汤已渴者，此寒去欲解也。小青龙汤主之。"

原方：麻黄（去节）三两，芍药三两，五味子半升，干姜三两，甘草（炙）三两，桂枝（去皮）三两，半夏（洗）半升，细辛三两。

功效：解表散寒，温肺化饮。

主治：外感风寒，寒饮内停证。乃风寒束表，卫阳被遏，营阴郁滞，毛窍闭塞引起。素有水饮之人，一旦感受外邪，每致表寒引动内饮。以发热，恶寒，咳嗽，气喘，呕恶，脉浮紧（或浮滑），或兼见其他水饮内停的症状为辨证要点。

9. 五苓散

《伤寒论》第 71 条："太阳病，发汗后，大汗出，胃中干，烦躁不得眠，欲得饮水者，少少与饮之，令胃气和则愈。若脉浮，小便不利，微热，消渴者，五苓散主之。"

《伤寒论》第74条："中风发热，六七日不解而烦，有表里证，渴欲饮水，水入则吐者，名曰水逆，五苓散主之。"

原方：猪苓（去皮）十八铢，泽泻一两六铢，茯苓十八铢，桂枝（去皮）半两，白术十八铢。

功效：利水渗湿，温阳化气，兼以解表。

主治：太阳表邪未解，内传太阳之腑，致膀胱气化不利，遂成太阳经腑同病之蓄水证。辨证要点为微热，小便不利，少腹硬满，渴欲饮水，饮不解渴，甚则饮入即吐，苔白滑。

10. 麻黄杏仁甘草石膏汤

《伤寒论》第63条："发汗后，不可更行桂枝汤。汗出而喘，无大热者，可与麻黄杏仁甘草石膏汤主之。"

组成：麻黄（去节）四两，杏仁（去皮尖）五十个，甘草（炙）二两，石膏（碎，绵裹）半斤。

功效：辛凉疏表，清肺平喘。

主治：外感风邪，邪热壅肺证。由表邪入里化热，壅遏于肺，肺失宣降所致。以汗出而喘息咳嗽、身热或高或低而不恶寒、口渴、苔黄、脉数等为辨证要点。

11. 葛根黄芩黄连汤

《伤寒论》第34条"太阳病，桂枝证，医反下之，利遂不止，脉促者，表未解也；喘而汗出者，葛根黄芩黄连汤主之。"

原方：葛根半斤，甘草（炙）二两，黄芩三两，黄连三两。

功效：清热止痢，兼以解表。

主治：表证未解，邪热入里证。外感表证，邪在太阳，法当解表，倘误用攻下，伤及正气，脾气不升，致表邪内陷阳明而出现协热下利。辨证要点为身热，下利臭秽稠黏，肛门灼热，小便黄赤，胸脘烦热，口干作渴，喘而汗出，或兼发热等表证，舌红，苔黄，脉数。

12. 白虎汤

《伤寒论》第176条："伤寒脉浮滑，此表有热，里有寒，白虎汤主之。"

《伤寒论》第219条："三阳合病，腹满身重，难以转侧，口不仁，面垢，谵语，遗尿。发汗则谵语，下之则额上生汗，手足逆冷。若自汗出者，白虎汤主之。

原方：知母六两，石膏（碎）一斤，甘草（炙）二两，粳米六合。

功效：辛寒清热生津。

主治：气分热盛证。系伤寒化热内传阳明之经，或温邪由卫及气所致。以壮热面赤，汗出恶热，烦渴引饮，脉洪大有力为辨证要点。

13. 白虎加人参汤

《伤寒论》第26条："服桂枝汤，大汗出后，大烦渴不解，脉洪大者，白虎加人参汤主之。"

《伤寒论》第168条："伤寒若吐、若下后，七八日不解，热结在里，表里俱热，时时恶风，大渴，舌上干燥而烦，欲饮水数升者，白虎加人参汤主之。"

《伤寒论》第169条："伤寒无大热，口燥渴，心烦，背微恶寒者，白虎加人参汤主之。"

《伤寒论》第 170 条："伤寒脉浮，发热无汗，其表不解，不可与白虎汤；渴欲饮水，无表证者，白虎加人参汤主之。"

《伤寒论》第 222 条："若渴欲饮水，口干舌燥者，白虎加人参汤主之。"

原方：于白虎汤方内，加人参三两，余依白虎汤法。

功效：清热，益气，生津。

主治：气分热盛，气津两伤证。汗、吐、下后，里热炽盛而见四大症者；白虎汤证见有背微恶寒，或饮不解渴，或脉浮大而芤者；暑热病见有身大热属气津两伤者。以发热，汗出，口渴甚，伴见时时恶风或背微恶寒为辨证要点。

14. 小柴胡汤

《伤寒论》第 96 条："伤寒五六日中风，往来寒热，胸胁苦满，嘿嘿不欲饮食，心烦喜呕，或胸中烦而不呕，或渴，或腹中痛，或胁下痞硬，或心下悸，小便不利，或不渴，身有微热，或咳者，小柴胡汤主之。"

《伤寒论》第 97 条："血弱气尽，腠理开，邪气因入，与正气相搏，结于胁下。正邪分争，往来寒热，休作有时，嘿嘿不欲饮食。脏腑相连，其痛必下，邪高痛下，故使呕也。小柴胡汤主之。服柴胡汤已，渴者，属阳明，以法治之。"

《伤寒论》第 99 条："伤寒四五日，身热恶风，颈项强，胁下满，手足温而渴者，小柴胡汤主之。"

《伤寒论》第 100 条："伤寒，阳脉涩，阴脉弦，法当腹中急痛者，先与小建中汤；不差者，小柴胡汤主之。"

《伤寒论》第 101 条："伤寒中风，有柴胡证，但见一证便是，不必悉具。凡柴胡汤病证而下之，若柴胡证不罢者，复与柴胡汤，必蒸蒸而振，却复发热汗出而解。"

《伤寒论》第 104 条："伤寒十三日不解，胸胁满而呕，日晡所发潮热，已而微利。此本柴胡证，下之以不得利，今反利者，知医以丸药下之，此非其治也。潮热者，实也。先宜服小柴胡汤以解外，后以柴胡加芒硝汤主之。"

《伤寒论》第 104 条："妇人中风，七八日，续得寒热，发作有时，经水适断者，此为热入血室，其血必结，故使如疟状，发作有时，小柴胡汤主之。"

《伤寒论》第 149 条："伤寒五六日，呕而发热者，柴胡汤证具，而以他药下之，柴胡证仍在者，复与柴胡汤。此虽已下之，不为逆，必蒸蒸而振，却发热汗出而解。"

《伤寒论》第 229 条："阳明病，发潮热，大便溏，小便自可，胸胁满不去者，与小柴胡汤。"

《伤寒论》第 230 条："阳明病，胁下硬满，不大便而呕，舌上白胎者，可与小柴胡汤。上焦得通，津液得下，胃气因和，身濈然汗出而解。"

《伤寒论》第 231 条："阳明中风，脉弦浮大而短气，腹都满，胁下及心痛，久按之气不通，鼻干，不得汗，嗜卧，一身及目悉黄，小便难，有潮热，时时哕，耳前后肿，刺之小差，外不解。病过十日，脉续浮者，与小柴胡汤。"

《伤寒论》第 266 条："本太阳病不解，转入少阳者，胁下硬满，干呕不能食，往来寒热，尚未吐下，脉沉紧者，与小柴胡汤。"

《伤寒论》第 379 条："呕而发热者，小柴胡汤主之。"

《伤寒论》第 394 条："伤寒差以后，更发热，小柴胡汤主之。"

原方：柴胡半斤，黄芩三两，人参三两，炙甘草三两，半夏（洗）半升，生姜（切）三两，大枣（擘）十二枚。

功效：和解少阳，调达枢机。

主治：伤寒少阳证，症见往来寒热，胸胁苦满，心烦喜呕，嘿嘿不欲饮食，口苦，咽干，目眩，舌苔薄白，脉弦；妇人中风，热入血室：经水适断，寒热发作有时；另治疟疾、黄疸等病而见少阳证者。

15. 大柴胡汤

《伤寒论》第 103 条："太阳病，过经十余日，反二三下之，后四五日，柴胡证仍在者，先与小柴胡汤。呕不止，心下急，郁郁微烦者，为未解也，与大柴胡汤下之，则愈。"

《伤寒论》第 165 条："伤寒，发热，汗出不解，心中痞硬，呕吐而下利者，大柴胡汤主之。"

原方：柴胡半斤，黄芩三两，芍药三两，半夏半升，生姜五两，枳实（炙）四枚，大枣（擘）十二枚，大黄二两。

功效：和解少阳，内泻热结。

主治：少阳阳明合病。少阳之邪内传阳明，化热成实。以往来寒热，胸胁苦满，郁郁微烦，呕不止，心下急或痞硬，大便秘结或下利臭秽不爽，伴见小便色黄，舌红苔黄少津，脉弦数有力为辨证要点。

（二）《温病条辨》中治疗外感发热的经典方剂

1. 银翘散

《温病条辨》第 4 条："太阴风温、温热、温疫、冬温，初起恶风寒者，桂枝汤主之；但热不恶寒而渴者，辛凉平剂银翘散主之。"

《温病条辨》第5条："太阴温病，恶风寒，服桂枝汤已，恶寒解，余病不解者，银翘散主之，余症悉减者，减其制。"

原方：连翘一两，金银花一两，苦桔梗六钱，薄荷六钱，淡竹叶四钱，生甘草五钱，荆芥穗四钱，淡豆豉五钱，牛蒡子六钱。

功效：辛凉透表，清热解毒。

主治：温病初起。因邪在卫分，卫气被郁，开阖失司，引起发热等症，以发热，微恶风寒，无汗或有汗不畅，口渴头痛，咽痛咳嗽，舌尖红，苔薄白或薄黄，脉浮数为辨证要点。

2. 桑菊饮

《温病条辨》第6条："太阴风温，但咳，身不甚热，微渴者，辛凉轻剂，桑菊饮主之。"

原方：杏仁二钱，连翘一钱五分，薄荷八分，桑叶二钱五分，菊花一钱，苦桔梗二钱，生甘草八分，苇根二钱。

功效：疏风清热，宣肺止咳。

主治：风温初起，邪客肺络证。系风温初起之轻证。温热病邪从口鼻而入，邪犯肺络，肺失清肃，故以咳嗽为主症；因邪浅病轻，则身不甚热、口渴亦微。以但咳，身热不甚，口微渴，脉浮数为辨证要点。

（三）关于一些医著中诊治妊娠疾病的认识

《素问·六元正纪大论》云："黄帝问曰：妇人重身，毒之何如？岐伯曰：有故无殒，亦无殒也。帝曰：愿闻其故何谓也？岐伯曰：大积大聚，其可犯也，衰其大半而止，过者死。"对此，张景岳注："重身，孕妇也；毒之，谓峻利药也。故，如下文大积大聚之故，有是故而用是药，所谓有病则病受之，故孕妇可以无殒，而胎气亦无殒也。身虽孕而有大积大聚，非用毒药不能攻，攻亦无害，故可犯也。"他强调不必拘泥于妊娠"禁汗、禁利、禁泻"等禁忌，而应根据具体病情的需要，有是故而用是药，即有是证而用是药，辨证施治，从而达到在祛除病邪的同时，又可以无损于胎儿及母体的作用。

宋代陈自明《妇人大全良方》在隋代巢元方《诸病源候论·妇人妊娠病诸候下》及唐代孙思邈《备急千金要方·妇人方上·妊娠诸病第四》等的基础上，全面而系统地论述了妊娠伤寒、妊娠时气、妊娠热病等疾病的诊治。

《妇人大全良方·妊娠伤寒方论第四》："论曰：夫冬时严寒，人体虚，为寒所伤，即成病为伤寒。轻者渐渐恶寒，翕翕发热，微咳鼻塞，数日乃止；重者头疼体痛，先寒后热，久而不愈则伤胎。凡妊妇伤寒，仲景无治法，用药宜有避忌，不可与寻常妇人一概治之也。"

《妇人大全良方·妊娠时气方论第五》："论曰：夫四时之间，忽有非节之气。如春应暖而反寒，夏应热而反冷，秋应凉而反热，冬应寒而反暖，非其节而有其气。而一气之至，无人不伤，长少虽殊，病皆相似者，多夹于表毒也。言其时普行此气，故云此时气也。妊娠遇之重者，致伤胎也。"

《妇人大全良方·妊娠伤寒热病防损胎方论第七》论曰："非节之气，伤于妊妇；热毒之气，侵损胞胎。遂有坠胎漏血，俱害子母之命也。"

清代萧埙《女科经纶·卷四·胎前证下》概括了妊娠外感发热的治疗原则。①妊娠伤寒以清热安胎为主；②妊娠伤寒不可犯胎；③妊娠伤寒用六合汤法。

第二节　妊娠咳嗽

一、概述

咳嗽是由外感、饮食、情志等原因引起肺失宣降，以气逆作声、咳吐痰液为主要临床表现的病症。有声无痰为咳，有痰无声为嗽，一般多痰声并见，故以咳嗽并称。妊娠咳嗽又称子嗽、子咳，指妊娠期间，咳嗽或久咳不已。《诸病源候论·卷之四十二》中提到妊娠期久嗽不已，或伴五心烦热者，称为妊娠咳嗽。《女科经纶》曰："久嗽不已，则伤胎。"由于妊娠期身体的特殊改变和用药的受限，使咳嗽病程较长，可达半个月以上，甚或久咳几个月不已。若久咳不愈或咳嗽剧烈，可损伤胎元，妨碍胎儿的发育，可成痨嗽，称为"抱儿痨"，或导致胎漏、胎动不安，甚则堕胎小产，特别是在妊娠的前3个月最易发生。

二、经方治疗妊娠咳嗽

《黄帝内经·素问》曰："五脏六腑皆令人咳，非独肺也。"

总结了咳嗽的病因病机，体现中医学整体观念和辨证论治的学术特点。

《伤寒论》以六经辨证为纲，相关方证为目，构建了治疗咳嗽的六经辨证体系。其中太阳伤寒咳嗽多属麻黄汤证；太阳中风咳嗽用桂枝汤加厚朴、杏仁；太阳伤寒兼水饮咳嗽以小青龙汤为代表方；阳明中风咳嗽特点主要是不恶寒，咳嗽，咽喉疼痛伴有头痛，脉以浮滑为主，类似于后世风热咳嗽，治以桔梗汤；阳明气阴两虚咳嗽属于余热未尽，气阴两伤，胃气上逆，治疗以竹叶石膏汤为基础方酌加润肺止咳、健脾养胃之品；少阳胆胃失和，多见于素体胆胃郁热者，治疗以小柴胡汤加减；少阳痰阻气滞，治疗以四逆散合半夏厚朴汤化裁；太阴病，选用理中汤加细辛、五味子、麻黄、杏仁、桔梗、紫苏叶等宣肺理气；少阴热化证为阴虚咳嗽，治疗以滋肾润燥为主，用麦味地黄丸治之，心火偏亢者可以选黄连阿胶汤以清热滋阴；少阴寒化证，治疗以温肾利水为主；厥阴病，以麻黄升麻汤主之。

《仁斋直指方》提出"稠浊为痰""清稀为饮"。《金匮要略·肺痿肺痈咳嗽上气病脉证治》中的"痰饮病"实为后世的饮病，不包含"稠浊为痰"的痰证。根据饮邪停留的部位不同又分为狭义的痰饮（饮停胃肠）、悬饮（饮悬胁下）、溢饮（饮溢四肢肌表）、支饮（饮支胸膈——十枣汤）。该篇中根据咳嗽的临床表现分为肺痈（葶苈大枣泻肺汤）、肺痿（麦门冬汤）、肺胀（越婢加半夏汤）。

《温病条辨》中根据感受外邪的不同，以辨病、辨证相结合的思想，将"温病"分为风温、暑温、湿温、瘟疫、秋燥、冬温等，其中燥邪最易伤肺引发咳嗽，运用杏苏散（凉燥）、桑杏汤（温燥）、沙参麦冬汤（燥伤肺卫阴分）等方剂润肺止咳。

姚美玉教授认为妊娠咳嗽病位在肺，主要机制为肺失宣降，肺气上逆而咳，其发病与妊娠期女性"血感不足，气易偏盛"的生理状态相关，可分为外感咳嗽（风热咳嗽、风寒咳嗽）与内伤咳嗽（阴虚咳嗽、痰热咳嗽），治疗以"治病与安胎并举"为原则，辨证选方加减。

（一）一般认识

1. 病位

姚美玉教授认为"咳症虽多，无非肺病"。肺主气，司呼吸，主宣发肃降，在体合皮，其华在毛，"皮毛者，肺之合也，皮毛先受邪气，邪气从其合也"，且肺为五脏华盖，与外界相通，易受外邪侵袭，肺的宣发肃降失常而导致肺司呼吸的功能异常，导致肺气上逆，发为咳嗽。

2. 病因病机

肺为五脏六腑之一，生理上相互联系，病理上相互影响。《素问·咳论》曰："五脏六腑皆令人咳，非独肺也。"咳嗽的发生不单与肺有关。若久咳不解，病程长，病情重，皆由肺病涉及肝脾肾。肺居上焦，为阳中之阴脏，肝居下焦，为阴中之阳脏，肺主肃降，肝主升发，二者共为气机升降枢纽。肺与肾的关系是肺为气之主，肾为气之根。肺主呼气，肾主纳气，肺的呼吸功能需要肾的纳气作用来协助。脾为生痰之源，肺为贮痰之器，脾传输精微上输于肺，若肺的宣发肃降功能失常则易致脾运化水湿的功能异常，湿聚内生，聚而生痰成饮，影响肺的宣发肃降可出现喘咳痰多等临床表现。因此姚美玉教授在临床治疗妊娠咳嗽时特别强调，应注意兼顾养肝健脾益肾以固护胎元，尤其是在妊娠的前三个月更应格外重视。

3. 妊娠与咳嗽

妊娠期间，气血皆下注于冲任，脏腑气血不足，随着胎体增大，子夺母气，使母体正气亏虚，卫外功能失调，御邪能力降低，易招致外感，故妊娠咳嗽多为外感咳嗽，因妊娠期机体处于"阴血聚于下，阳气浮于上"的状态，外感六淫之邪易从热化，故以外感风热证型偏多。东北地区冬季气候严寒，偶有因外感风寒之邪所致的妊娠咳嗽。少数患者为内伤咳嗽，妊娠期妇女处于"阴虚阳亢"的状态，阴虚火旺，虚火灼肺，阴液亏耗，肺之宣肃失职，易发为阴虚咳嗽。脾为生痰之源，肺为贮痰之器，孕后机体大量气血供应胎体发育，脾胃不能负担运化水湿及气血生成，痰饮停聚于肺，痰虽有寒痰、热痰之分，但因妊娠期的特殊性，痰皆易从热化，痰阻气道，肺失宣肃，发为痰热咳嗽。

4. 咳嗽对妊娠的影响

咳嗽一症虽为常见，但孕妇久咳必伤胎元，甚有损胎、坠胎之虞，故不可因其常而轻之，因其微而怠之。咳嗽损伤肺气，而肺为生气之主，通过吸清吐浊的呼吸功能吸入清气，再将清气与水谷之气结合化生宗气。《傅青主女科》云："夫妇人受妊，本于肾气之旺也，肾旺是以摄精，然肾一受精而成妊，则肾水生胎，不暇化润于五脏。"肾为先天之本，主生殖，肾气旺，天癸充，则女子可有经、孕、产、育的生理功能，胞络者系于肾；且肾主纳气，为生气之根，肾中先天之精所化生的元气为人体生命活动的原动力。肝藏血，肝肾乙癸同源，肝肾不足可导致胞络无力系胎，引起胎动不安。脾为气血生化之源，脾胃虚弱，化源不足，气血虚少则冲任血少，胎失所养，则胎动不安。久咳伤肺，必累及于肝脾肾，导致脏腑气血不足，而良好的妊娠需要"气以载胎，血以养胎"，故妊娠咳嗽易导致胎动不安、小产等不良妊娠结局。

（二）辨证论治

1. 辨证要点

（1）辨病位

姚师善于"基于症状辨咳嗽病源部位"，咳嗽的病位主要有鼻源性、咽源性、肺源性。鼻源性咳嗽临床表现有三组症状：一是咳嗽、咳痰；二是咽喉部有滴流感，有黏液附着，常不自觉频频清喉；三是易鼻塞、鼻痒、流涕、打喷嚏等，即鼻部、咽部、气管均有症状。咽源性咳嗽主要表现为咳嗽，干咳或犬吠样咳，咽干，咽痒，口干，常觉咽部不适，无鼻塞、流涕。肺源性咳嗽可分为肺实质和支气管疾病，可根据肺区听诊、胸片、支气管激发试验、支气管舒张试验予以鉴别诊断。若为肺实质疾病，听诊可闻及啰音，胸片示肺纹理增粗；若为支气管病变，听诊可闻及支气管呼吸音增粗，支气管激发试验或支气管舒张试验阳性。

（2）辨病性

姚美玉教授根据30余年的治疗经验认为妊娠咳嗽的治疗以治肺为主，主张首先"抓主症辨证"，即根据"咳嗽、咳痰"

这一主症辨证施治，其次"根据兼症辅助辨证"。如患者干咳、声音嘶哑、五心烦热、口干咽燥为阴虚燥咳；咳痰质稠、咯吐不爽、咳声重浊伴面赤身热为痰热咳嗽；咳痰稀薄、气急咽痒、鼻塞流清涕、恶寒无汗为外感风寒咳嗽；咳嗽频剧、气粗、喉燥咽痛、咳痰黄稠、恶寒发热为外感风热咳嗽。

选方用药遵循"治病与安胎并举"的原则，在寿胎丸的基础上，根据咳嗽的证型选择配伍方剂合方加减，临床疗效显著。遣方用药时，凡峻下、滑利、祛瘀、破血、耗气、散气以及一切有毒之品都宜慎用或忌用，发表不可太过，宣肺不宜太燥，以免耗气伤津。

2. 分型及治疗

（1）妊娠内伤咳嗽

1）阴虚肺燥

症状：妊娠期间咳嗽不已。干咳，咳声短促，声音嘶哑，咳痰量少，或痰中带血丝，口干咽燥，咽痒，可伴颧红、手足心热，倦怠乏力，或伴有小腹疼痛或坠胀、腰酸胀痛，或伴有阴道少量出血。舌质红，苔少，脉沉细滑数。

治法：滋肾润肺，化痰止咳安胎。

处方：百合固金汤合寿胎丸加减。

组成：川续断、槲寄生、菟丝子、阿胶、当归、白芍、百合、川贝母、桔梗、麦冬、生地黄、甘草。

方解：姚美玉教授认为妊娠期女性处于"阴血聚于下，阳气浮于上"的阴虚阳亢状态，故无论外感寒邪还是内伤痰饮皆易从热化，临证用药最常选用自拟方益肺止咳汤，该方以百合固金汤合寿胎丸为基础方加减，百合固金汤源自《周慎斋遗书》，取其滋肾水，益肺金的功效，主治肺阴亏虚，虚火上炎证，因妊娠女性易发胃气上逆等早孕反应，故去方中熟地黄以防过于滋补，有碍脾胃，致诸症加重，玄参泻火解毒散结力强，滑利伤胎，故去之，寿胎丸来源于《医学衷中参西录》，取治病与安胎并举的原则。

2）痰热咳嗽

症状： 妊娠期间咳嗽不已。咳嗽痰多质稠，咯吐不爽，或有热腥味，喉中有痰声，可伴咽痛、鼻咽干燥，口干而黏，欲饮水，声重吐浊，或有身热，舌红苔黄腻，脉滑数。

处方： 寿胎丸合贝母瓜蒌散（小陷胸汤）。

组成： 川断、桑寄生、菟丝子、阿胶、浙贝母、黄芩、黄连、姜半夏、陈皮、茯苓、当归、白芍、桔梗、麦冬、瓜蒌、甘草。

方解： 贝母瓜蒌散具有润肺清热、理气化痰之功，由于患者正值孕期，故去掉具有杀胚作用的天花粉。方中浙贝母主入肺经，有清热化痰、润肺止咳之功，《本草纲目拾遗》曰："解毒利痰，开宣肺气，凡肺家夹风火有痰者宜此。"《本草汇言》曰："贝母开郁，下气化痰之药也，润肺消痰，止咳定喘，则虚火劳结之症，贝母专司首剂。"现代药理研究表明，浙贝母碱有明显镇咳作用，低浓度下对支气管平滑肌有明显扩张作用，此外还有中枢抑制作用，有镇静、镇痛作用。

小陷胸汤具有清热化痰、宽胸散结之效，其中黄连泻热降火，与瓜蒌合用则清热化痰之力倍增，姜半夏祛痰降逆，二者与黄连同用，以半夏之辛散之，黄连之苦泻之，瓜蒌之苦润涤之，以除热化痰于肺中。

（2）妊娠外感咳嗽

1）风热咳嗽

症状： 妊娠期间咳嗽不已，咳嗽频剧，气粗或声音嘶哑，喉燥咽痛，咳痰黄稠，咽痛，咳声重浊，鼻塞流浊涕，伴有恶风、身热等表证，舌红苔黄，脉滑数。

治法： 疏风清热，宣肺止咳安胎。

处方： 寿胎丸合桑菊饮加减。

组成： 桑叶、菊花、金银花、连翘、桔梗、荆芥、芦根、川贝母、川续断、桑寄生、菟丝子、阿胶、当归、白芍、陈皮、甘草。若痰热黄稠较重，则加黄芩、黄连、竹茹清热化痰。

方解： 桑菊饮出自《温病条辨》中"太阴风温，但咳，身不甚热，微渴者，辛凉轻剂，桑菊饮主之"，为辛凉轻剂解表代表方，方中桑叶清宣肺热而止咳，菊花疏散风热，清利头目而肃肺，二者为疏散风热相须药对，芦根清热生津，桔梗宣肃肺气而止咳利咽，因薄荷过于寒凉，又杏仁毒性伤胎，故去之。

2）风寒咳嗽

症状： 妊娠期间咳嗽不已，咳嗽声重，气急，咽痒，咳痰稀薄，咳声重着，鼻流清涕，肢体酸楚，或见恶寒发热、无汗等表证，舌淡苔薄白，脉浮滑。

治法： 疏风散寒，宣肺止咳安胎。

处方： 寿胎丸合葱豉汤加减。

组成： 川续断、桑寄生、菟丝子、阿胶、桔梗、紫苏、川贝母、荆芥、当归、白芍、葱白、淡豆豉、生姜、白前、甘草。若寒邪郁久化热则用桑菊饮加减。

方解： 妊娠期女性呈阴血亏虚的状态，故不用麻黄汤、桂枝汤、小青龙汤等辛温解表剂，恐其发汗伤阴导致病情加重，选用微辛微温解表散寒之剂——葱豉汤（《肘后方》卷二）。葱白虽性微温，但辛而带润，温而不燥，与淡豆豉合用，发汗而不伤阴，对伤寒初起，邪在卫分者，最为合宜。若发病早期失治误治导致病邪入里化热，则选用桑菊饮清热止咳。

3. 妊娠常用止咳药

（1）温化寒痰药

半夏： 辛，温。有毒。宜制过用。姜半夏降逆止呕；法半夏燥湿且温性较弱；半夏曲化痰消食；竹沥半夏清热化痰，主治热痰、风痰。现代药理研究表明半夏蛋白有抗早孕活性，剂量达到 30 毫克／千克时，对小鼠的抗早孕率为 100％。半夏对动物遗传物质有损害作用，故对于妊娠呕吐者应慎用。

天南星： 苦，辛，温。有毒。燥湿化痰，祛风解痉。阴虚燥痰及孕妇忌用。

禹白附： 辛，甘，温。有毒。祛风痰，止痉，止痛，解毒散结。本品辛温燥烈，阴虚血虚动风或热盛动风者、孕妇均不宜用。

皂荚： 辛，咸，温。有小毒。祛顽痰，通窍开闭，祛风杀虫。孕妇、气虚阴亏及有出血倾向者忌用。

（2）清热化痰药

礞石： 咸，平。坠痰下气，平肝镇惊。本品重坠性猛，非痰热内结不化之实证不宜使用。脾虚胃弱、小儿慢惊者及孕妇忌用。

（3）止咳平喘药

杏仁：苦，微温，有小毒。止咳平喘，润肠通便。阴虚咳喘及大便溏泄者忌用。用量不宜过大（5~10克）；婴儿慎用。

白果：甘，苦，涩，平。有毒，不可多用（5~10克），小儿尤甚。过食白果可致中毒，出现腹痛、吐泻、发热、发绀、昏迷、抽搐，严重者可致呼吸麻痹而死亡。

洋金花：辛，温，有毒。平喘止咳，麻醉镇痛，止痉。孕妇及体弱者慎用。

华山参：甘，微苦，温。有毒。温肺祛痰，止咳平喘。孕妇慎用。

（4）其他

芫花：其中的二萜原酯类成分可使多种动物流产，可使离体子宫平滑肌收缩，使脱细胞坏死而引起流产。

当归：《中医妇科学》中的百合固金汤方药明确指出："孕妇使用当归药要减量或者使用其他药物代替。梅全喜主编的《现代中药药理与临床应用手册》提到当归对子宫平滑肌具有双向性作用，即兴奋和抑制作用，并明确记载"孕妇忌用当归"。

【小结】

姚美玉教授认为妊娠咳嗽病位在肺，病机需要兼顾肺与肝脾肾及肝脾肾与妊娠的关系，病因分为外感和内伤，由于妊娠期间"血感不足，气易偏盛"的生理特点，不论外感还是内伤咳嗽皆易从热化，治疗遵循"治病与安胎并举"的原则，多采用百合固金汤合寿胎丸加减。而且应将顾护胎元贯穿治疗妊娠咳嗽的始终，尤其是妊娠的前三月更应护胎、安胎。

治疗妊娠咳嗽所用之瓜蒌，为栝楼的成熟果实，味甘、微苦，性寒，归肺、胃、大肠经，具有清热化痰、宽胸散结、润肠通便的作用，甘寒而滑，故脾虚便溏、湿痰、寒痰者忌用。临床注意其与天花粉相鉴别，天花粉为栝楼的干燥块根，含有天花粉蛋白，为中期引产及治疗恶性葡萄胎和绒癌的有效成分，为孕妇忌服药，具有清热生津、清肺润燥、解毒消痈的作用。

对于常人咳嗽常用的中药如葶苈子、甘遂为妊娠禁用药，桑白皮虽具有一定的通利的作用，但诸多文献表明桑白皮可以用治妊娠水肿，故在治疗妊娠咳嗽由于脾失健运导致水饮停肺而发的喘咳时可酌情使用；杏仁有小毒，妊娠忌用；而前胡、白前、桔梗皆未被列入妊娠禁忌中药内，临床可以随症加减。

对于常人咳嗽常用的方剂，如外感风寒咳嗽多用三拗汤，但其主要组成成分麻黄主发汗易伤阴，杏仁有小毒，皆不宜在孕期使用；小青龙汤为发汗之峻剂，考虑到妊娠"阳气浮于上"的生理特性不宜使用；但外感风热所用之桑菊饮及外感风燥所用之桑杏汤的功效恰与妊娠的生理特性相符，可以去掉杏仁等妊娠禁忌用药后治疗妊娠风热咳嗽；对于功善峻下逐水之十枣汤，由于芫花、甘遂皆为妊娠禁用药，故不宜采用；化痰常用之皂荚丸，其中皂荚的毒性有伤胎之虞，故妊娠咳嗽禁用；对于常人阴虚咳嗽所用之贝母瓜蒌散也为妊娠咳嗽之常用方剂。

三、病案举例

患者林某，女，27岁。

主诉：停经33周，感冒1月余。

现病史：患者咳嗽，咳痰，痰质稠色黄，不易咳出，伴胸部疼痛、头痛，咽红，无扁桃体肿大，发热面红，心烦，腰酸不适，无恶心、呕吐，纳差，便秘，舌红苔薄黄，脉滑数。因恐药物伤胎，故仅采用物理降温，热虽退，咳嗽、咳痰未减反加重。

中医诊断：妊娠咳嗽（痰热犯肺）。

治法：清热宣肺，化痰止咳，兼顾健脾安胎。

处方：浙贝母15克，瓜蒌25克，陈皮15克，桔梗30克，茯苓15克，当归20克，白芍30克，姜半夏10克，黄连5克，黄芩15克，生地黄15克，杜仲炭25克，菟丝子15克，甘草10克。常法煎服。中药3剂后，效果善佳，现咳嗽减轻，痰量减少。

姚师主张临证"用药如用兵"，效不更方，更服2剂后诸症消失。本方为贝母瓜蒌散、小陷胸汤与寿胎丸合方加减，其中贝母瓜蒌散具有润肺清热、理气化痰之功。方中浙贝母清热化痰，润肺止咳。瓜蒌功善清热涤痰，利气润燥，与贝母相须为用，增强清热化痰止咳之力；陈皮、桔梗宣利肺气，化痰止咳，使肺金宣降有权；茯苓健脾渗湿以杜生痰之源；黄芩善清肺火及上焦之实热，同时具有除热安胎之效。小陷胸汤具有清热化痰、宽胸散结之效，其中黄连泻热降火，与瓜蒌合用则清热化痰之力倍增，姜半夏祛痰降逆，二者与黄连同用，以半夏之辛散之，黄连之苦泻之，瓜蒌之苦润涤之，以除热化痰于肺中。又加杜仲、菟丝子补肾安胎，同时补肾益肺，修复久咳受损之肺气，有助于止咳。当归、白芍、生地黄养肝血，滋肺阴，促进肺的宣发肃降功能恢复正常。诸药相伍，使肺得清润而燥痰自化，宣降有权而咳逆自平，补肾安胎而助咳止，体现治病与安胎并举的原则。

四、经典回顾

1. 小青龙汤

《伤寒论》第 40 条："伤寒表不解，心下有水气，干呕，发热而咳，或渴，或利，或噎，或小便不利，少腹满，或喘者，小青龙汤主之。"

《伤寒论》第 41 条："伤寒，心下有水气，咳而微喘，发热不渴。服汤已渴者，此寒去欲解也。小青龙汤主之。"

《金匮要略·痰饮咳嗽病脉证并治》："咳逆依息不得卧，小青龙汤主之。"

组成：麻黄 9 克，芍药 9 克，细辛 6 克，干姜 6 克，甘草（炙）6 克，桂枝 9 克，五味子 6 克，半夏 9 克。

功效：辛温解表散寒，温肺化饮。

主治：外寒内饮证。解表散寒力强，用于表寒里饮皆较重者，辛散酸收，符合肺的呼吸功能。

2. 小柴胡汤——小柴胡去人参大枣生姜加五味子干姜汤

《伤寒论》96 条："伤寒五六日中风，往来寒热，胸胁苦满，嘿嘿不欲饮食，心烦喜呕，或胸中烦而不呕，或渴，或腹中痛，或胁下痞硬，或心下悸，小便不利，或不渴，身有微热，或咳者，与小柴胡汤主之……若咳者，去人参、大枣、生姜，加五味子半升，干姜二两。"

组成：柴胡12克，黄芩9克，半夏9克，甘草(炙)5克，五味子25克，干姜30克。

主治：和解少阳，调达枢机，温化水饮。

功效：邪犯少阳使胆火内郁，枢机不利，致三焦决渎失职，胆腑疏泄失常，水火气机升降失调，痰饮内生，痰饮之邪随气上逆犯肺，冲击气道而发为慢性咳嗽。呈长期慢性持续性频繁发作，以咳嗽、胸胁苦满、嘿嘿不欲饮食、心烦喜呕、口苦、咽干、脉弦为辨证要点。

3. 小陷胸汤

《伤寒论》第138条："小结胸病，正在心下，按之则痛，脉浮滑者，小陷胸汤主之。"

组成：黄连5克，半夏15克，瓜蒌实30克。

功用：清热化痰，宽胸散结。

主治：痰热互结之小结胸证。以胸脘痞闷，按之则痛，舌红苔黄腻，脉滑数为辨证要点。

4. 蒿芩清胆汤（《重订通俗伤寒论》）

组成：青蒿6克，竹茹9克，法半夏6克，赤茯苓6克，黄芩9克，枳壳5克，碧玉散9克（滑石6克，甘草1克，青黛3克）。

功效：清胆利湿，和胃化痰。

主治：少阳湿热，痰浊内阻。证见寒热如疟，寒清热重，口苦膈闷，吐酸苦水，或呕黄黏，干呕呃逆，胸胁胀满，舌质红，苔白腻，脉滑数。

5. 柴胡达原饮（《重订通俗伤寒论》）

组成：柴胡、生枳壳、厚朴、青皮、黄芩各5克，桔梗3克，草果2克，槟榔6克，荷叶梗5克，炙甘草2克。

功效：宣湿透达膜原之邪。

主治：痰湿阻于膜原。证见胸膈痞满，心烦懊恼，头眩口腻，咳痰不爽，间日发疟，舌苔厚如积粉，扪之糙涩，脉弦滑。

现代临床：可用于治疗疟疾、流行性感冒、糖尿病。

6. 越婢加半夏汤（异名：半夏汤（《普济方》）

《金匮要略·肺痿肺痈咳嗽上气病脉证治》："咳而上气，此为肺胀，其人喘，目如脱状，脉浮大者，越婢加半夏汤主之。"

组成：麻黄10克，石膏30克，生姜6克，甘草6克，大枣5枚，半夏6克。

功效：宣肺泄热，止咳平喘化痰。

主治：肺胀，为饮热内蕴，复感风邪所致。咳嗽上气，胸满气喘，目如脱状，脉浮大者。发热头痛，咽干口渴，干咳无痰，或痰少而黏，舌红，苔薄白而燥，脉浮数。采用辛凉甘润之法，组成轻宣凉润之方。

7. 射干麻黄汤

《金匮要略·肺痿肺痈咳嗽上气病脉证治》："咳而上气，喉中水鸡声，射干麻黄汤主之。"

组成：射干9克，麻黄12克，生姜12克，细辛3克，紫菀9克，款冬花9克，五味子12克，大枣7枚，半夏12克。

功效：宣肺散寒祛痰，下气止咳。

主治：外感风寒，痰饮上逆，咳而上气之寒哮证。其与小青龙汤共主辛温解表，肃肺降逆，温化水饮。射干麻黄汤长于化痰下气止咳逆，用于表寒较轻，证属痰饮郁结，肺气上逆者。患者素体痰饮内盛，反映脾肺肾三脏阳气常有不足，若纯用辛温发散之品，恐耗伤正气而生变，故以五味子收敛肺气。若饮邪郁久化热，热扰心神而烦躁者，可加生石膏清郁热除烦。

8. 苓甘五味姜辛汤

《金匮要略·痰饮咳嗽病脉证并治》："冲气即低，而反更咳，胸满者，用桂苓五味甘草汤去桂加干姜、细辛，以治其咳满。"

组成：茯苓12克，甘草9克，干姜9克，细辛5克，五味子5克。

功效：消饮祛寒，泄满止咳。

主治：已服小青龙汤及茯苓桂枝五味甘草汤后更咳胸满者。咳嗽久治不愈，先用小青龙法及茯苓桂枝五味甘草汤均未痊愈，这是因为下焦冲逆之气已伏，但是肺中伏逆的寒饮却渐现。故去桂枝之辛而导气，选用干姜、细辛之辛入肺。

9. 麦门冬汤

《金匮要略·肺痿肺痈咳嗽上气病脉证治》："热在上焦者，因咳为肺痿……重亡津液，故得之……若口中辟辟燥。"

《金匮要略·肺痿肺痈咳嗽上气病脉证治》："火逆上气，咽喉不利，止逆下气者，麦门冬汤主之。"

组成：麦门冬60克，半夏9克，人参6克，甘草4克，粳米6克，大枣12枚。

功效：化痰下气，益气生津，养阴清热。

主治：虚热肺痿。咳嗽常发生在白天，干咳少痰，痰黏难咯，口干、咽干喜饮，手足心热，甚者潮热盗汗，疲乏短气，舌红少苔或乏津，脉虚数。重用麦冬甘寒清润，轻用半夏化痰下气止咳逆，人参、甘草、大枣、粳米益气生津。因半夏辛温之性较强，用于久咳虚火上逆证，最恐化燥伤阴，故用量较小，与大剂量的麦冬配伍去性存用，又使整方滋而不腻。临床上常以旋覆花、款冬花、紫菀代替半夏。

10. 十枣汤

《金匮要略·痰饮咳嗽病脉证并治》："咳家，其脉弦，为有水，十枣汤主之。"

《金匮要略·痰饮咳嗽病脉证并治》："夫有支饮家，咳烦，胸中痛者……宜十枣汤。"

《金匮要略·痰饮咳嗽病脉证并治》："久咳数岁，其脉弱者，可治；实大数者死……其人本有支饮在胸中故也，治属饮家。"

组成：芫花1.5克，甘遂1.5克，大戟1.5克，大枣10枚。

功效：逐水消饮，培土制水，调气通阳。

主治：支饮，久咳不愈，晨起咳甚，咳声洪亮有力，咳痰量多，清稀色白，饮食生冷则加重，痰出咳减，伴胸背发凉、咳嗽性胸痛、胸中胀满、干呕短气等症。胸中痰饮壅盛，阻碍肝肺气机升降，致肝气失畅，肺气不降，痰饮上逆犯肺，冲击气道发为慢性咳嗽。治痰饮当以温药和之，然此属痰饮咳嗽实证，阳气被痰饮郁闭在内，故以性寒辛苦之甘遂、大戟，性温辛苦之芫花，合用以导水下行而泄胸中痰饮；芫花兼具祛痰止咳之功，尤适痰饮咳嗽实证。三药峻猛有毒，易伤正气，故予大枣顾护脾胃，培土制水，缓和药性。

11. 葶苈大枣泻肺汤

《金匮要略·肺痿肺痈咳嗽上气病脉证治》："肺痈，喘不得卧，葶苈大枣泻肺汤主之。"

《金匮要略·肺痿肺痈咳嗽上气病脉证治》："肺痈胸满胀，一身面目浮肿，鼻塞清涕出，不闻香臭酸辛，咳逆上气，喘鸣迫塞，葶苈大枣泻肺汤主之。"

《金匮要略·肺痿肺痈咳嗽上气病脉证治》："若口中辟辟燥，咳即胸中隐隐痛，脉反滑数，此为肺痈，咳唾脓血。"

组成： 葶苈 1.5 克，大枣 5 枚。

功效： 下气行水，祛痰平喘。

主治： 痰饮在肺，痰涎壅塞，致咳喘不得安息；"支饮不得息"。

现代临床应用： 本方常运用于慢性咳嗽、气喘患者后期，以及心肺功能失常，致胸部积水停饮，面目浮肿的证候。

12. 皂荚丸

《金匮要略·肺痿肺痈咳嗽上气病脉证治》："咳逆上气，时时吐浊，但坐不得眠，皂荚丸主之。"

时时吐浊指频频吐出胶稠的痰浊。研究表明，皂荚具有良好的祛痰作用。常用于老慢支和慢性阻塞性肺疾病。

皂荚丸现代用法：皂荚不拘量，去子，酥炙，研细末，炼蜜为小丸，每服 3 克，枣汤送下，日 2~3 服。如作汤剂，可用 6 克左右。由于皂荚主要表现为局部黏膜刺激作用，用量过大，可损伤胃黏膜，产生溶血和其他组织细胞毒副作用。特别是中枢神经系统，可致先痉挛后麻痹，最后呼吸衰竭死亡。

13. 桑杏汤

《温病条辨》："秋感燥气，右脉数大，伤手太阴气分者，桑杏汤主之。"

组成：桑叶 3 克，杏仁 4.5 克，沙参 6 克，浙贝母 3 克，淡豆豉 3 克，栀子皮 3 克，梨皮 3 克。

功效：清宣温燥，润肺止咳。

主治：外感温燥证，以发热不甚、干咳无痰或痰少而黏、右脉数大为辨证要点。

本方采用辛凉甘润之法，组成轻宣凉润之方。

14. 沙参麦冬汤

《温病条辨》："燥伤肺胃阴分，或热或咳者，沙参麦冬汤主之。"

组成：沙参 9 克，玉竹 6 克，生甘草 3 克，桑叶 4.5 克，麦冬 9 克，生扁豆 4.5 克，天花粉 4.5 克。

功效：清养肺胃，生津润燥。

主治：肺胃阴津不足证，以咽干口渴，或热，或干咳少痰为辨证要点。沙参、麦冬清热润燥，滋养肺胃阴为君；臣以玉竹、天花粉润肺胃之阴；佐以生扁豆、生甘草益气和胃，培土生金；桑叶疏达肺络，清肺止咳，甘草调和诸药，同为使药。本方主用甘寒，甘守津还，寒可泄热，其性轻清濡润，清养肺胃阴液，清热而不冰闭，育阴而不滞邪，兼固护中土，预护其虚，培土生金，体现了中医治未病以及"虚则补其母"的治疗思想。

15. 杏苏散

《温病条辨·上焦篇·补秋燥胜气论》："燥伤本脏，头微痛，恶寒，咳嗽痰稀，鼻塞，嗌塞，脉弦，无汗，杏苏散主之……燥伤皮毛，故头微痛恶寒也……咳嗽稀痰者，肺恶寒，古人谓燥为小寒也；肺为燥气所搏，不能通调水道，故寒饮停而咳也……若伤燥凉之咳，治以苦温，佐以甘辛，正为合拍。"

组成：紫苏叶9克，半夏9克，茯苓9克，前胡9克，桔梗6克，枳壳6克，甘草3克，大枣3枚，杏仁9克，陈皮6克。

功效：清宣凉燥，理肺化痰。

主治：外感凉燥咳嗽，以恶寒无汗、咳嗽痰稀、鼻塞咽干、苔白、脉弦为辨证要点。对于外邪所致咳嗽，因势利导，避免早用收涩之剂，以防闭门留寇。

第三节　妊娠泄泻

一、概述

妊娠泄泻是妊娠期以排便次数增多，粪便稀溏，甚至泻出如水样为主症的病症，又称"子泻"。《丹台玉案·泄泻门》

指出："泄者，如水之泄也，势犹沛缓，泻者，势似直下，微有不同，而其为病则一，故总名之曰泄泻。"妊娠合并泄泻是妊娠期常见病，频发泄泻可导致孕妇酸碱及水电解质代谢平衡紊乱，脱水会使胎盘血供减少，进而导致流产、早产等不良事件，加之，此时患者担心用药可能影响胎儿生长发育，因不敢服药而加重病情，故临床上应加以重视。

因妊娠期为特殊生理时期，针对性的抗生素类药物应用受到限制，导致西医治疗效果并不显著，加之患者对其用药存在抵触，常常使病情得不到缓解。又因妊娠泄泻常与胎动不安并发，中药不仅止泻力佳，还可安胎，达到治病与安胎并举之效，在对此病的治疗中有其独特优势。

二、经方治妊娠泄泻

中医古籍中对泄泻有大量记载，病有标本，治有逆从。《素问·标本病传论》中言："先病而后泄者治其本，先泄而后生他病者治其本，必且调之，乃治其他病。"为后世利小便以实大便提供了理论基础。《伤寒论》《金匮要略》称本病为"下利"。本病的病因不同，兼证各异。《伤寒论》中因外邪引起泄泻者以表证为主，此时只需解表。风寒表实以葛根汤辛温解表，表虚以桂枝汤解肌发表。若因太阳表证误下使邪热内陷，热迫大肠而致便黏、灼肛者，则用葛根芩连汤、黄芩汤清热坚阴止利。阳明腑实之热结旁流者，见下利清水色纯清，用大承气汤峻下热结。太阴虚寒自利不渴者，以理中丸温中健脾。少阴虚寒自利而渴下利清谷者，用四逆汤温肾回阳。阴阳格拒，真寒假热者，则用通脉四逆汤通达阳气，见"面赤"者则以白通汤宣上通下。真阳不固，下利不止者，阴液随之内竭，乃病情危笃，急用白通汤破阴回阳，反佐咸寒苦降之猪胆汁、人尿以引阳入阴。阳虚水泛而泄泻者，需用真武汤温阳利水。下利便脓血晦暗，用桃花汤温中涩肠止利。厥阴热利下重，便脓血者，以白头翁汤清热解毒，凉血而止利。伤寒发汗或误下后，邪热乘机内陷，损伤脾胃升降功能，寒热错杂而致下利者，或见"下利痞满"则用三泻心汤。久利、上热下寒之下利，使用乌梅丸清上温下。久泻气虚固摄无权，下利泄泻滑脱不禁，大便随矢气而下者，用诃黎勒散敛肺涩肠，止利固脱。

恩师谨遵《内经》所言诸泄责之五脏，与脾胃、大小肠关系最为密切，并根据安胎责之肾的理论，以"治病求本"的思想治疗妊娠泄泻，自拟理脾固胎饮，取得了满意的疗效。

（一）一般认识

姚美玉教授认为，妊娠泄泻的病位虽在肠，但病机应责之于脾胃，并与肝、肾密切相关，常因脾肾阳虚或肝肾失调，肝郁脾虚，脾胃升降失调，水湿不化引起（图2）。

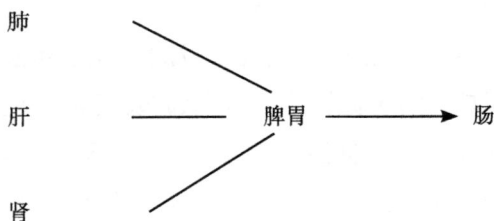

图2　脏腑与肠的关系

1. 病位在肠

（1）小肠

①主受盛化物，化物失常，可致消化、吸收障碍，出现消化不良、泄泻便溏，甚或完谷不化等。②主泌别清浊指小肠中的食糜在进一步消化的过程中，随之分为清浊两部分：清者即水谷精微和津液，由小肠吸收，经脾气传输全身；浊者即食物残渣和部分水液，经胃和小肠之气的作用通过阑门传送到大肠。《素问·举痛论》说："寒气客于小肠，小肠不得成聚，故后泄腹痛矣。"③小肠主液，《类经·藏象类》说："小肠居胃之下，受盛胃中水谷而分清浊，水液由此而渗于前，糟粕由此而归于后，脾气化而上升，小肠化而下降，故曰化物出焉。"临床上以"利小便所以实大便"的方法治疗泄泻，就是"小肠主液"理论的具体应用。

（2）大肠

①主传化糟粕，《素问·灵兰秘典论》说："大肠者，传导之官，变化出焉。"大肠传化糟粕，实为对小肠泌别清浊作用的承接，并与胃气的通降、肺气的肃降、脾气的运化、肾气的推动和固摄作用相关。《古今医鉴·泄泻》说："夫泄泻者，注下之症也，盖大肠为传送之官，脾胃为水谷之海，或为饮食生冷之所伤，或为暑湿风寒之所感，脾胃停滞，以致阑门清浊不分，发注于下，而为泄泻也。"②大肠主津指大肠接受食物残渣，吸收津液，使之形成粪便，即所谓燥化作用。大肠主津的功能失常，津液不得吸收，与糟粕俱下，可出现肠鸣、腹痛、泄泻等症。

2. 脾胃升降与泄泻

饮食入胃，经脾胃的运化，吸收其精华，然后上输心肺，化生气血输布全身，其糟粕由大肠传导转运而成大便。脾气主升，以升为顺；胃气主降，以降为和。脾胃之气，升降相因，相反相成，食物得以正常地消化吸收。脾喜燥恶湿，在病理上若脾气虚衰或为湿浊所困，不得升清，则见泄泻，甚则完谷不化，如《景岳全书·泄泻》曰："脾胃受伤，则水反为湿，谷反为滞，精华之气不能输化，乃致合污下降……脾弱者，因虚所以易泻，因泻所以愈虚。盖关门不固，则气随泻去，气去则阳衰……"《医宗必读》曰："脾土强者，自能胜湿，无湿则不泄……若土虚不能制湿，则风寒与热皆得干之而为病。"正如《素问·脏气法时论》曰："脾病者，虚则腹满肠鸣，飧泄，食不化。"

3. 心、肺、肝、肾与泄泻

（1）心与泄泻

五行学说中，心属火，脾属土，二者为母子关系，火性炎上，在上者宜降之，故心火下能温脾土，使脾气得以健运，三焦通利，令湿邪无所聚，泄泻不作。若心气不足，脾土失于温煦，寒湿内生，下走二肠，则为泄泻。除此之外，《医学入门》有云"脾与小肠相通"，说明小肠与脾在生理方面有相通之处，故小肠分清浊之功与大便正常与否有很大关系。且脾经分支注入心中，手太阳小肠经络心，抵胃，属小肠，经络的连属是脾胃与心息息相关的基础。所以，若心血不足，不能输布营血以养五脏六腑，小肠失其滋养，则导致小肠泌别清浊、受盛化物之功异常，故致泄泻。

（2）肺与泄泻

肺主气，主通调水道，故津液的输布、调节依赖其宣发、肃降之功；肺的宣发和肃降功能共同促进体内津液代谢，使大肠免于水湿停留之患，又无津液枯竭之弊，故泄泻不作。若肺宣发、肃降功能失常，则水液不循常道，泛滥三焦，小便不利，则大便不实而成泻。此外，根据脏腑关系，肺与大肠相表里，故大肠的运动有赖于肺气的肃降，若肺气宣降失职，肠道内水液代谢失常，而致泄泻。此外"肺主皮毛"，若外邪内传，致肺气宣肃失司，水谷精微输布被扰乱，使脾之清气不能上归于肺而反下降，下行大肠，发生泄泻。

（3）肝与泄泻

肝为乙木，具生发条达之性，肝之疏泄既可助中焦之运化，也能调肠腑之传导，故《临证指南医案》指出："木能疏土而脾滞以行。"与之相对，肝木的生发需靠脾土的滋养，故《名医方论》云："肝为木气，全赖土以滋培，水以灌溉。"由此可见，木土相克，相辅相成。若肝脾之间协调被打破，如肝疏泄不及，肝郁气滞，横逆犯脾，导致脾气升降失常，可出现排便异常；若肝疏泄太过，则肝乘机犯脾，临床上常表现为腹胀、腹痛、肠鸣、腹泻等症。

（4）肾与泄泻

肾为先天之本，司二便，主封藏。肾对大便的调摄归根于肾的封藏功能。大肠的传导功能依赖于肾阳的气化、温煦及肾阴的濡养、滋润；肾藏五脏六腑之精，也有赖于脾的滋养与化生。故二者在生理上相互资助，相互促进，属先天与后天关系；在病理上亦相互影响，互为因果。若肾阳不足，火不暖土，脾脏失于温煦，则为脾虚泄泻；若脾阳不足，累及肾阳，致命火衰微，可见脾肾阳虚所致的五更泄、滑泄等。另外，尚有因肾气虚，固摄无权而致泄泻者。如《冯氏锦囊》曰："若肾气实，则能约束不泻，虚则失职而无杳固之权矣。"

4. 脏腑与胞宫的关系

（1）肺与胞宫

功能上的联系：肺主一身之气，有朝百脉和通调水道而输布精微的作用，肺气传输和调节胞宫所需的一切精微物质。

经络上的联系：《灵枢·营气》说："上额循巅下项中，循脊入骶，是督脉也，络阴器，上过毛中，入脐中，上循腹里，入缺盆，下注肺中。"可见肺与督脉、任脉是相通的，并借督、任二脉与胞宫相联系。

（2）脾与胞宫

功能上的联系：脾为气血生化之源，脾统血。胃主受纳，腐熟水谷，为多气多血之腑，化生气血。

经络上的联系：脾经与任脉交会于中极，又与冲脉交会于三阴交，可见脾经通过冲、任二脉与胞宫相联系。胃经与任脉交会于承浆，与冲脉交会于气冲，可见胃经通过冲任二脉与胞宫联系。

（3）肾与胞宫

功能上的联系：《素问·奇病论》："胞络者，系于肾。"肾为先天之本，元气之根，主藏精气，而精又为化血之源。肾主生殖，胞宫的全部功能体现就是生殖功能。

经络上的联系：肾与胞宫有一条直通的经络联系，即《素问·奇病论》所说"胞络者，系于肾"，又肾脉与任脉交会于"关元"，与冲脉下行支相并而行，与督脉同是"贯脊属肾"。所以肾脉又通过冲、任、督三脉与胞宫相联系。

（4）肝与胞宫

功能上的联系：肝主疏泄而司血海，肝藏血。胞宫行经和胎孕的生理功能均是以血为用的，由此可见脏腑功能不足，其所化生的气血津液亏虚，均可影响冲任胞宫，从而影响妊娠。

经络上的联系：肝经与任脉交会于曲骨，又与督脉交会于百会，与冲脉交会于三阴交，可见肝经通过冲、任、督三脉与胞宫相联系。

5. 妊娠与泄泻的关系

（1）妊娠影响泄泻

因妇女妊娠期生理特点为"血感不足，气亦偏盛"，女性妊娠以后，阴精血气下注冲任以养胎，气血阴精津液相对亏虚，脏腑功能相对不足而导致脾阳虚衰亦或肾阳不足，肠腑失以温煦而至泄泻；或先天不足或感受外邪或情志失调则可使脏腑功能失调，脾胃升降功能失常进而影响大肠传导功能，产生泄泻。

（2）泄泻影响妊娠

胞宫行经、胎孕的生理功能由脏腑的滋养功能实现。妊娠期阴血下注冲任以养胎，胞脉系于肾，肾主藏精而关乎生殖，有养胎、系胎之功。另一方面脾胃为气血生化之源，胎赖血养，肝肺调畅气机，气机畅亦有安胎之力。若久泻则气血失调，脏腑功能损害，使胎失所系、所载、所养而易导致胎动不安。

（二）辨证论治

1. 辨证要点及治疗原则

姚美玉教授对妊娠泄泻"抓主症"辨证治疗，临床应根据排便次数，粪便的量、色、气味及泄泻的伴随症状，四诊合参区分寒热虚实。一般脘腹胀满，大便溏薄多属脾；晨起腹泻，下利清谷属肾；腹痛既泄，泄后痛止，多与肝相关。泄泻危害妊娠，及时治疗以求治病与安胎并举，才能使母体与胎儿健康。故治疗妊娠泄泻的基本治疗原则为固肾安胎，佐以舒肝扶脾，化湿止泻。

2. 分型及治疗

泄泻可分为暴泻与久泻，根据姚教授多年临床观察，认为妊娠期女性生活起居及饮食均小心谨慎，故多为久泻，胎动不安合并泄泻的病性，多以虚寒为主。通过分析恩师多年的临床案例，胎动不安合并泄泻的分型主要可分为脾肾阳虚型和肝郁脾虚型。

（1）脾肾阳虚型

症状：大便溏薄或完谷不化，次数多，面色萎黄，胃纳不佳，腹胀肠鸣，腹痛隐隐，喜热喜按，精神萎靡，四肢无力；或腰酸腹痛，小腹空坠，或阴道少量流血，色淡质稀，舌质淡苔白腻，脉缓弱。

治法：补肾健脾，升阳化湿，固冲安胎。

处方：理脾固胎饮加减。

组成：菟丝子30克，续断25克，盐杜仲20克，覆盆子15克，桑寄生25克，白芍20克，党参25克，山药20克，炒白术 25 克，茯苓 15 克，陈皮 10 克，甘草 10 克。

（2）肝郁脾虚型

症状：常因抑郁恼怒或紧张而致泻，腹痛即泻，泻后痛减，大便溏泄色白，伴肠鸣矢气，知饥纳少，小便清；或腹痛，小腹空坠，胁肋胀满，或阴道少量流血，色暗质稀；舌淡红、苔薄白，脉弦。

治法：健脾疏肝，缓急止泻，固冲安胎。

处方：理脾固胎饮加减。

组成：菟丝子 30 克，续断 25 克，盐杜仲 20 克，桑寄生 25 克，白芍 25 克，党参 25 克，山药 20 克，桔梗 20 克，炒白术 25 克，砂仁 5 克，茯苓 15 克，陈皮 10 克，防风 5 克，炙甘草 10 克。

腹胀或胸胁胀痛者加苏梗，呕吐者加生姜、姜半夏等。

主方分析：本方以理脾固胎饮为基础方，根据临床症状加减化裁。理脾固胎饮以参苓白术散为根基，糅合寿胎丸方义，化裁痛泻要方，宗其健脾化湿、舒肝理脾之功，同时不忘固肾安胎之旨。

寿胎丸首见于《医学衷中参西录》，具有补肾安胎之功。肾为先天之本，元气之根，主藏精气，而精又为化血之源，各脏腑均需精血的滋养，肾之精气充足，各脏腑功能正常，方能系胎，养胎。

参苓白术散出自《太平惠民和剂局方》，具有益气健脾、渗湿止泻的功效。脾为后天之本，喜燥恶湿，《景岳全书·泄泻》曰："脾胃受伤，则水反为湿，谷反为滞，精华之气不能输化，乃致合污下降……脾弱者，因虚所以易泻，因泻所以愈虚，盖关门不固，则气随泻去，气去则阳衰……"脾统血，为气血生化之源。胃主受纳，腐熟水谷，为多气多血之腑，化生气血。脾胃健则可固胎，养胎。

痛泻要方首见于《丹溪心法》，具有补脾柔肝、祛湿止泻之功。肝为乙木，具生发条达之性，肝之疏泄既可助中焦运化，也能调肠腑传导。如肝疏泄不及，肝郁气滞，横逆犯脾，导致脾气升降失常，可出现泄泻；若肝疏泄太过，则肝乘机犯脾，临床上常表现为腹胀、腹痛、肠鸣、腹泻等症。《医方考》说："泻责之脾，痛责之肝，肝责之实，脾责之虚，脾虚肝实，故令痛泻。"

方中菟丝子为主药，配续断、桑寄生补肝肾，杜仲壮腰膝，安冲任以固胎，党参、白术理脾补气，肾、脾同养，先后天同补，化气生血养精，增安胎之效，山药兼顾肺脾肾三脏，运脾补肾，白芍柔肝养血、缓急止痛，甘草调和诸药。全方并无收涩止泻之品，意在恢复脾之运化功能，固肾安胎。用陈皮健脾理气，肝郁者因舒肝药物对妊娠期过于峻猛，故用陈皮、紫苏梗、防风之类宽中行气，健脾理气，达到健脾疏肝之旨。并用桔梗开宣肺气。阴道出血者加阿胶以养血止血，妊娠呕吐加制半夏、桔梗作为舟楫之药，载诸药上行。偏热者加黄芩取黄芩汤之旨，寒热错杂者合三泻心汤，以达到治病求本之效。

【小结】

肾、肝、脾胃等脏腑不仅关乎女性生殖，还与人体消化、吸收、排泄密切相关。妊娠易合并泄泻，泄泻亦易影响妊娠。妊娠泄泻的病位在肠，病机责之于脾胃升降失调，水湿不化，并与肝、肾密切相关。当求治病与安胎并举，治疗原则为固肾安胎，佐以舒肝扶脾，化湿止泻，选用经方寿胎丸、参苓白术散、痛泻药方化裁为理脾固胎饮治疗。

值得注意的是，在众多益肾补肾中药中，有众多可起到补肾止泻之效的药，但由于妊娠期女性的特殊性，此类药物也存在禁忌，例如附子为回阳救逆第一品药，为治疗阳虚证的首选药物，但妊娠禁用。补骨脂在内科泄泻脾肾两虚证治疗上多应用，但临床研究表明，此药会导致女性流产。诸如此类须谨慎。理脾固胎饮在组方上并未剑指止泻，而是脾肾同调，温肾理脾，以健固中焦脾胃治泄，固护胎元安胎。姚教授刻研经方，斟酌用药，力求用精简的方药，达到行之有效的结果。全方重点突出，加减配伍精妙，周全大局却又不失细节，可谓是补益安胎，燥湿止泻之良方。

三、病案举例

【病案1】

林某，女，34岁，哈尔滨人。

主诉：妊娠50天，泄泻3~5天伴腰酸下坠。

现病史：该患常因受凉或饮食不洁而泄泻2~3次，现妊娠50天，近3天排便次数每日3~6次，便质稀薄，小便频数，脘腹胀气，肢冷喜暖，同时伴有腰酸下坠感，无阴道流血，舌淡胖苔白滑，脉沉细而滑。

中医诊断：泄泻（脾肾阳虚证）。

西医诊断：胎动不安，慢性泄泻，复发性流产。

治法：补肾健脾，升阳化湿，固冲安胎。

处方：续断 25 克，桑寄生 25 克，盐杜仲 20 克，茯苓 10 克，党参 25 克，菟丝子 50 克，炒白术 20 克，黄芪 30 克，桔梗 15 克，甘草 10 克，山药 15 克，砂仁 5 克。

服上方 7 剂后，患者无明显不适，嘱患者继服 7 剂后，停药。

按语：该患平素脾胃虚弱，于孕后大便稀薄伴腰酸，小便频数，舌淡苔白，脉沉细均为脾肾阳虚之证。脾肾阳虚，不能温运水湿及四肢，故而大便稀薄，肢冷喜暖；肾虚，失于封藏，故小便频数。腰为肾之外府，肾虚故而腰酸，因此补肾健脾，固冲安胎。

方药以补肾为主，续断、盐杜仲、菟丝子补肾填精，固冲安胎；桑寄生可补肝肾养血以安胎；党参、黄芪温阳补气健脾，止泻安胎；桔梗宣肺理气安胎，防止大队补益之剂壅滞；茯苓益心脾而宁智安神；砂仁行气化湿，和中止呕以安胎；山药养阴生津以求阴中补阳。复诊时诸症状均缓解明显，故继续应用此方剂。

【病案 2】

申某，女，36 岁，哈尔滨人。

主诉：妊娠 38 天，泄泻半月余伴阴道流血、腰酸下坠 2 天。

现病史：该患者有胆囊摘除术史，故饮食极为注意，稍有不慎，食多或饮食不规律或情志异常，即有泄泻现象。患者近半个月出现排便次数明显增多至每日 10 余次，便质稀薄，如蛋花汤样，伴脘腹胀满，肠鸣频作，腹痛即泄，泄后痛减；该患既往月经后期，周期 35~45 天，因做生意不顺利，情绪不安，故经期不定，量常，末次月经是 2013 年 11 月 29 日，现停经 38 天，2 天前因生意与人发生争吵，后出现阴道少量流血未引起重视，阴道流血的同时伴有腰酸下坠，与往月经有异，故自测尿妊娠实验（＋），现患者偶有呕恶感，舌淡苔白，脉弦细而滑。

既往史：于 2009 年行胆囊摘除术。

中医诊断：泄泻（肝郁脾虚）。

西医诊断：胎动不安，慢性泄泻，先兆流产。

治法：健脾疏肝，缓急止泻，固冲安胎。

处方：续断 25 克，桑寄生 25 克，盐杜仲 20 克，黄芪 30 克，墨旱莲 20 克，菟丝子 50 克，党参 30 克，炒白术 20 克，桔梗 15 克，白芍 30 克，阿胶 15 克，甘草 10 克，陈皮 15 克，防风 15 克。

服上方 7 剂后，患者无明显不适，遂停药。

按语：该患既往月经后期，于妊娠后大便稀薄，如蛋花汤样，阴道流血伴腰酸，舌淡苔白，脉弦细均为肝郁证。患者平日情绪不安，后又因与人争吵而肝气不舒，肝旺脾弱故生痛泻。精血同源而至肾气损伤，肾虚冲任不固，胎失所系，且腰为肾之外府，因而出现阴道流血及腰酸，因此宜健脾疏肝，缓急止泻，固冲安胎。方药以为补肾疏肝健脾为主，续断、盐杜仲、菟丝子补肾填精，固冲安胎；桑寄生可补肝肾养血以安胎；党参、黄芪、炒白术温阳补气健脾，止泻安胎；阿胶、白芍养血安胎；桔梗、陈皮宣肺理气，调和肠道气机，止泻以安胎；防风可盛湿止泻以助安胎；墨旱莲凉血止血安胎。

四、经典回顾

1. 葛根汤

《伤寒论》第32条："太阳与阳明合病，必自下利，葛根汤主之。"

原方：葛根四两，麻黄（去节）三两，桂枝（去皮）二两，生姜（切）三两，炙甘草二两，芍药二两，大枣（擘）十二枚。

2. 桂枝汤

《金匮要略·呕吐哕下利病脉证治》："下利，腹胀满，身体疼痛者，先温其里，乃攻其表。温里宜四逆汤；攻表宜桂枝汤。"

原方：桂枝（去皮）三两，芍药三两，炙甘草二两，生姜（切）三两，大枣（擘）十二枚。

3. 葛根黄芩黄连汤

《伤寒论》第34条："太阳病，桂枝证，医反下之，利遂不止。脉促者，表未解也；喘而汗出者，葛根黄芩黄连汤主之。"

原方：葛根半斤，炙甘草二两，黄芩三两，黄连三两。

上四味，以水八升，先煮葛根，减二升，内诸药，煮取二升，去滓，分温再服。

注：黄连味苦，性寒，归心、脾、胃、肝、胆、大肠经。

黄连大苦大寒，过服久服易伤脾胃，脾胃虚寒者忌用。黄连苦燥伤津，阴虚津伤者慎用。

有研究对9895例妊娠妇女进行随访证实，妊娠期服用黄连对胎儿的生长没有明显的不良影响。如果使用黄连的频率超过 56 次，则婴儿出生体重的平均值会略有下降，而低出生体重（LBW）和胎龄小（SGA）婴儿的患病风险会显著降低。

4. 黄芩汤

《伤寒论》第 172 条："太阳与少阳合病，自下利者，与黄芩汤；若呕者，黄芩加半夏生姜汤主之。"

原方： 黄芩三两，芍药二两，炙甘草二两，大枣（擘）十二枚，半夏（洗）半升，生姜（一方三两，切）一两半。

5. 大承气汤

《伤寒论》第 321 条："少阴病，自利清水，色纯清，心下必痛，口干燥者，急下之，宜大承气汤。"

《金匮要略·呕吐哕下利病脉证治》："下利三部脉皆平，按之心下坚者，急下之，宜大承气汤。"

原方： 大黄（酒洗）四两，厚朴（炙，去皮）半斤，炙枳实五枚，芒硝三合。

6. 四逆辈

《伤寒论》第 277 条："自利不渴者，属太阴，以其脏有寒故也。当温之，宜服四逆辈。"

注：四逆辈包括很多方剂，如理中汤、四逆汤、通脉四逆、白通汤、真武汤等，具体用什么则需因证施治。

（1）理中汤

别名： 人参汤（《金匮要略·卷上》）、治中汤（《备急千金要方·卷二十》）、理中煎（《鸡峰普济方·卷十二》）、人参理中汤（《校注妇人良方·卷二十》）。

《伤寒论》第 386 条："霍乱，头痛，发热，身疼痛，热多欲饮水者，五苓散主之，寒多不用水者，理中丸主之。"

原方：人参、干姜、炙甘草、白术各三两。

注：干姜辛，热，归脾、胃、肾、心、肺经，温中散寒，回阳通脉，温肺化饮。

另有干姜人参半夏丸可用于治疗妊娠期呕吐不止。组成干姜、人参各一两，半夏二两。上三味，末之，以生姜汁和为丸如梧子大。饮服十丸，日三服。（《金匮要略》）

（2）四逆汤

《伤寒论》第225条："脉浮而迟，表热里寒，下利清谷者，四逆汤主之。"

《伤寒论》第389条："既吐且利，小便复利而大汗出，下利清谷，内寒外热，脉微欲绝者，四逆汤主之。"

原方：炙甘草二两，干姜一两半，附子（生用，去皮，破八片）一枚。

注：附子辛、甘、大热，有毒，归心、肾、脾经，回阳救逆，补火助阳，散寒止痛。孕妇及阴虚阳亢者禁用附子。

（3）通脉四逆汤

《伤寒论》第317条："少阴病，下利清谷，里寒外热，手足厥逆，脉微欲绝，身反不恶寒，其人面色赤，或腹痛，或干呕，或咽痛，或利止，脉不出者，通脉四逆汤主之。"

原方：附子（生用，去皮，破八片）一枚，干姜三两（强人可四两），炙甘草二两。

上三味，以水三升，煮取一升二合，去滓，分温再服。其脉即出者愈。面色赤者，加葱九茎。腹中痛者，去葱，加芍药二两。呕者，加生姜二两。咽痛者，去芍药，加桔梗一两。

利止脉不出者，去桔梗，加人参二两。病皆与方相应者，乃服之。

（4）白通汤、白通加猪胆汁汤

《伤寒论》第314条："少阴病，下利，白通汤主之。"

原方：附子（生用，去皮，破八片）一枚，干姜一两，葱白四根。

《伤寒论》第315条："少阴病，下利脉微者，与白通汤。利不止，厥逆无脉，干呕烦者，白通加猪胆汁汤主之。服汤脉暴出者死，微续者生。"

原方：白通汤加猪胆汁一合，人尿五合。

（5）真武汤

《伤寒论》第316条："少阴病，二三日不已，至四五日，腹痛，小便不利，四肢沉重疼痛，自下利者，此为有水气。其人或咳、或小便利，或下利，或呕者，真武汤主之。"

原方：茯苓、芍药、生姜（切）各三两，白术二两，附子（炮，去皮，破八片）一枚。

注：利水渗湿药易耗伤津液，对阴亏津少、肾虚遗精遗尿者，宜慎用或忌用。有些药物有较强的通利作用，孕妇应慎用。利水之时应注意保胎，不可过用逐水之剂，以免伤胎。

现代亦有使用真武汤治疗妊娠羊水过多，取得了良好效果。

7. 桃花汤

《伤寒论》第307条："少阴病，二三日至四五日，腹痛，小便不利，下利不止，便脓血者，桃花汤主之。"

原方：赤石脂（一半全用，一半筛末）一斤，干姜一两，粳米一升。

注：赤石脂味甘酸辛，大温，无毒。《别录》有治"难产胞衣不出"的记载，故孕妇慎用。

8. 白头翁汤

《伤寒论》第 371 条："热利下重者，白头翁汤主之。"

原方：白头翁二两，黄柏、黄连、秦皮各三两。

9. 半夏泻心汤

《伤寒论》第 149 条："伤寒五六日，呕而发热者，柴胡汤证具；而以他药下之，柴胡证仍在者，复与柴胡汤。此虽已下之，不为逆，必蒸蒸而振，却发热汗出而解。若心下满，而硬痛者，此为结胸也，大陷胸汤主之。但满而不痛者，此为痞，柴胡不中与之，宜半夏泻心汤。"

《金匮要略·呕吐哕下利病脉证治》第 17 条："呕而肠鸣，心下痞者，半夏泻心汤主之。"

原方：半夏（洗）半升，黄连一两，黄芩、干姜、人参、炙甘草各三两，大枣十二枚。

注：现代医家使用半夏泻心汤治疗湿热留恋中焦，胃肠功能升降失常所致的妊娠泄泻。临床见黏液便每日三四次，伴里急后重，腹痛下坠，胸腹痞满不舒，纳呆食少。诊见舌质淡红，苔黄腻，脉滑数。治宜清泻湿热，健脾和中。

半夏辛，温。有毒，归脾、胃、肺经，燥湿化痰，降逆止呕，消痞散结，外用消肿止痛。十一五版《中药学》教材明确规定，孕妇慎用半夏。现代药理研究表明半夏能使血浆孕酮分泌减少，有抗胚胎着床作用，损害遗传物质，有致畸作用。另有研究表示半夏能引起胎儿体重显著下降，并使胎儿之间大小差异显著，另有部分研究指出半夏有一定的致畸作用，但这些言论的实验论据尚不充分，如做临床用药参考之用，还有待进一步证实。

妊娠期半夏的使用原则：①用制半夏，不用散剂，仲景在半夏散汤方后明确提出"半夏有毒，不当散服"。②配伍使用。从增效、减毒两个层面来考虑半夏配伍，如半夏与生姜为最常见之配伍，而半夏与甘草、半夏与人参在增强其疗效之时，又有减轻副作用的功效，符合《素问》云"有故无殒，亦无殒也"的原则，亦可使用。③少量应用。生半夏传统汤剂不但有效且疗效高于制半夏，但是生半夏有胚胎毒性，姜半夏及法半夏毒性减低或无毒，故以少量为好。④中病即止。一旦孕妇症状有所改善当立即停止使用药方中的任何形式的半夏。⑤因人施治。有习惯性流产史或家族性流产史的妇女慎用，阴虚、血枯、虚劳羸弱者亦应慎用半夏。

10. 生姜泻心汤

《伤寒论》第 157 条："伤寒汗出，解之后，胃中不和，心下痞硬，干噫，食臭，胁下有水气，腹中雷鸣下利者，生姜泻心汤主之。"

原方：生姜（切）四两，甘草（炙）三两，人参三两，干姜一两，黄芩三两，半夏（洗）半升，黄连一两，大枣（擘）十二枚。

11. 甘草泻心汤

《伤寒论》第 158 条："伤寒中风，医反下之，其人下利，日数十行，谷不化，腹中雷鸣，心下痞硬而满，干呕，心烦不得安，医见心下痞，谓病不尽，复下之，其痞益甚，此非结热，但以胃中虚，客气上逆，故使硬也。甘草泻心汤主之。"

原方：炙甘草四两，黄芩三两，干姜三两，半夏（洗）半升，黄连一两，大枣（擘）十二枚。

注：三泻心汤应去滓再煎。

12. 乌梅丸

《伤寒论》第338条："伤寒，脉微而厥，至七八日，肤冷，其人躁，无暂安时者，此为脏厥，非蛔厥也。蛔厥者，其人当吐蛔。令病者静，而复时烦者，此为脏寒，蛔上入其膈，故烦，须臾复止，得食而呕，又烦者，蛔闻食臭出，其人常自吐蛔。蛔厥者，乌梅丸主之。又主久利。"

原方：乌梅三百枚，细辛六两，干姜十两，黄连十六两，当归四两，附子（炮，去皮）六两，蜀椒（出汗）四两，桂枝（去皮）六两，人参六两，黄柏六两。

上十味，异捣筛，合治之，以苦酒（即酸醋）渍乌梅一宿，去核，蒸之五斗米下，饭熟，捣成泥，和药令相得，内臼中，与蜜，杵二千下，丸如梧桐子大（等同于黄豆大）。先食饮，服十丸，日三服，稍加至二十丸。禁生冷、滑热、臭食等。

13. 诃梨勒散

《金匮要略·呕吐哕下利病脉证治》："气利，诃梨勒散主之。"

原方：诃梨勒十枚，煨。

上一味，为散，粥饮和，顿服。

注：诃梨勒又名诃子，味苦、酸，性平，归肺、大肠经。《本草衍义补遗》："实大肠，敛肺降火。"《本草通玄》："生用则能清金行气，煨用则能暖胃固肠。"

14. 赤石脂禹余粮汤

《伤寒论》第159条："伤寒服汤药，下利不止，心下痞硬。服泻心汤已，复以他药下之，利不止，医以理中与之，利益甚。理中者，理中焦，此利在下焦，赤石脂禹余粮汤主之。复不止者，当利其小便。"

原方：赤石脂（碎）一斤，太一禹余粮（碎）一斤。

第四节　妊娠便秘

一、概述

妊娠便秘出自《诸病源候论·卷四十二》，《诸病源候论·妊娠大便不通候》记载："三焦五脏不调和，冷热痞结，津液竭燥，肠胃痞涩，蕴积结于肠间，则大便不通。"本病亦名胎前大便不通（《女科秘要·胎前大便不通》："此乃大肠热结，胎气虚弱闭塞，忌用芒硝等药，大能伤胎，只服大黄汤。"）、妊娠大便不通（《圣济总录》云："论曰妊娠肠胃有风，加之挟热，津液不足，气道痞涩。故令肠胃枯燥，大便不通。甚则呼吸奔喘，腹胀干呕。治妊娠大便不通，腹满不能食，养津液，润肠胃，麻仁丸方"），是以妊娠期间大便秘结不通，或欲大便而努责艰难为主要表现的疾病。

便秘是妊娠期孕妇常见的并发症之一，国外报道孕产妇便秘的发病率在11%~38%，并且随着妊娠分期不同而不同。

妊娠 14 周有 39% 的孕妇出现便秘症状，妊娠 28 周时则有 30% 孕妇出现便秘症状，妊娠 36 周时则有 20% 孕妇出现便秘症状。轻者可出现腹胀、腹痛，造成孕妇明显不适，影响孕妇的正常生活、身心及身体健康。重者可导致肛裂、肛周感染、肠梗阻，甚至可以影响胎儿生长发育，用力排便也可能引起早产、流产，故需予以重视并及时治疗。

二、经方治疗妊娠便秘

素体阴血不足，致血虚津亏，"无水行舟"，不能濡润大肠，肠道干涩，导致便秘发生者，用增液汤以增水行舟。肠胃积热，热盛津枯，肠道之液干涸，阳明燥结之证则用五承气汤类。《伤寒论》中因肝气郁结，脾胃升降功能失调，气机逆乱，大肠传导不利，发为便秘者，以小柴胡汤类和解少阳枢机，使三焦气机通畅，上焦得通，津液得下，胃气因和，大便得下而解。阳明热盛伤津，实热结聚胃肠，热邪与有形之糟粕相搏成燥屎者，则用三承气汤泄热通便。水饮内停，津液运化失常者，则以五苓散、去桂加白术汤类治之。姚美玉教授因妊娠期的特殊性及妊娠期血感不足，气易偏盛的生理特点，故选用四物、四君子类以补气养血，以增液类润燥通便，以寿胎丸养胎安胎。

（一）一般认识

姚美玉教授认为妊娠便秘的产生与妊娠生理密切相关，且相互影响。本病的病位主要在大肠。与肺、脾（胃）、肾、肝功能失调具有关联性。脏腑通过冲任督带与胞宫相连，关系密切。胞宫行经、胎孕的生理功能是由脏腑的滋养实现的。胞宫的生理功能是脏腑功能作用的结果。因此脏腑功能的失调可直接影响胞宫功能。同时，胞宫生理情况的改变也可影响脏腑功能，出现相应的疾病。

1. 妊娠影响便秘

女性妊娠以后，脏腑化生的气血津液经十二经脉下注冲任养胎，脏腑气血津液相对亏虚，出现"血感不足，气亦偏盛"的特点。

（1）血感不足

脏腑阴血不足，肠道失于濡润而产生便秘。《医学入门·脏腑条分》曰："肝与大肠通，肝病宜疏通大肠，大肠病宜平肝经为主。"若肝血亏虚，肠失濡润及疏泄功能失调，影响大肠传导功能，便秘发生；若脾虚阴血不足，气血生化无源，血虚津亏，"无水行舟"，则肠道失于濡润；若肾精血不足，肠道干涩，亦引发便秘。

（2）气易偏盛

气血下注冲任养胎，冲任气盛即冲气上逆。冲脉隶属阳明，冲气上逆则脾胃气机升降失调，脾气不升，胃气不降，大肠传导功能受到影响而引发便秘。冲脉附于肝，肝脉挟胃贯膈，若冲气上逆挟胃气上逆，胃失和降，大肠传导功能失常，则致便秘。《灵枢·营气》云："上额循下项中，循脊入骶，是督脉也，络阴器，上过毛中，入脐中，上循腹中，入缺盆，下注肺中。"可见肺与督、任脉是相通的，冲任气盛则肺失肃降，影响大肠传导功能，引发便秘。

随着妊娠周数的增加，胎体渐长，妊娠中末期，由于胎儿先露部压迫直肠，郁阻气机，气机升降失调，气不降浊，大肠传导失常，可见便秘症状。

2. 便秘影响妊娠

大肠与小肠相连通，上连胃腑，若便秘则腑气不通或不畅，气机升降失调。《素问·六微旨大论》曰："升降出入，无器不有。故器者生化之宇，器散则分之，生化息矣。故无不出入，无不升降，化有大小，期有近远，四者之有，而贵长守，反常则灾害致矣。"脾胃居中，为气机上下升降之枢纽，腑气不通或不畅，气机升降失常则影响他脏，脏腑气机升降失调。脾虚则冲任不固，胎失所载可致胎动不安；肾司二便，肾气化功能正常，二便通利，开合有度。若便秘，肾的气化功能失常，胞络系于肾，肾主生殖，肾虚则不能养胎，不能系胎，而致胎动不安。

（二）辨证论治

1. 辨证要点及治疗原则

姚美玉教授结合多年临床经验认为"抓主症"是辨证论治的关键，治疗妊娠便秘当根据患者的排便周期、粪质、舌象分清寒热虚实。大便干燥坚硬，肛门灼热，舌苔黄厚，多属肠胃积热；素体阳虚，排便艰难，舌体胖而苔白滑者，多为阴寒内结；大便不干结，排便不畅，或欲便不出，舌质淡而苔少者，多为气虚；若粪便干燥，排出艰难，舌质红而少津无苔者，多属血虚津亏。

妊娠便秘是妊娠期较为常见的疾病，《素问·六元正纪大论》载："有故无殒，亦无殒也。"可理解为妇女在妊娠期间患病，应及时适当治疗，保胎与治病并举，这样才能无损于母体与胎儿的健康。故妊娠便秘的基本治疗原则为固冲安胎，佐以通便。

2. 分型及治疗

由于妊娠期的生理特点，故阳气亏虚、阴血亏少是妊娠便秘主要的分型。阳气亏虚即肾、脾、肺阳气亏虚，阴血不足，即脏阴不足。妊娠后，脏腑经络气血下注冲任以养胎元，脏腑阳气阴津相对不足，肠道失于濡润，阳气推动之力减弱，出入受阻，气机不畅，便秘发生。

（1）阳气亏虚

症状：大便并不干燥，虽有便意，但临厕努挣乏力，便难排出，汗出气短，便后乏力，面白神疲，肢倦懒言，或腰酸腹痛，胎动下坠，或阴道少量流血色淡质稀，舌淡胖，或边有齿痕，苔薄白，脉缓滑或滑而无力。

治疗法则：固冲安胎，益气润肠通便。

方剂：增液固胎汤加减。

组成：菟丝子 30 克，桑寄生 20 克，续断 20 克，阿胶 10 克，生白术 25 克，太子参 10 克，黄芪 30 克，当归 20 克，白芍 20 克，桔梗 20 克，杜仲 20 克，生甘草 10 克。

（2）阴血亏少

症状：大便干结，努挣难下，手足心热，口干咽燥，失眠多梦，健忘或心烦，耳鸣，头晕眼花、心悸气短或腰酸腹痛，胎动下坠或小腹绵绵作痛，或阴道少量流血，舌质红少苔或舌淡，苔白，脉细滑。

治疗法则：固冲安胎，养血滋阴，润燥通便。

方剂：增液固胎汤加减。

组成：菟丝子 30 克，桑寄生 20 克，续断 20 克，阿胶 10 克，麦冬 20 克，当归 20 克，白芍 20 克，桔梗 20 克，熟地黄 20 克，太子参 10 克，杜仲 20 克，生甘草 10 克。

增液固胎汤由寿胎丸、四君子汤、四物汤、增液汤化裁而来，注重补肾益脾，调理气血安胎，滋阴养血，益气以通便，通便不忘安胎。

寿胎丸首见于《医学衷中参西录》，原方由菟丝子、桑寄生、续断、阿胶组成，具有补肾安胎之功。肾为先天之本，元气之根，主藏精气，而精又为化血之源，各脏腑均需精血的滋养，肾之精气充足、各脏腑功能正常，方能系胎，养胎。方中菟丝子补肾益精，肾旺自能荫胎；桑寄生、续断补肝肾，固冲任，使胎气强壮；阿胶滋养阴血，使冲任血旺，则胎气自固。四药相配，共奏补肾安胎之功。

四君子汤出自宋代官府编著的《太平惠民和剂局方》，具有补脾益气之效。脾为后天之本，气血生化之源，脾气充足，则气血化生有源，阴血充盛。方中人参为君，甘温益气，健脾养胃；臣以苦温之白术，健脾燥湿，加强益气助运之效；佐以甘淡茯苓，健脾渗湿，苓术相配，则健脾祛湿之功益著；使以炙甘草，益气和中，调和诸药。四药配伍，共奏益气健脾之功。方中茯苓淡渗利湿，不适用于便秘患者，故去之。人参较为珍贵，故改为太子参以补气滋阴。此方适用于因气虚所致的妊娠便秘。

四物汤出自《太平惠民和剂局方》，具有养血和血填精的功效，原方由熟地黄、当归、白芍、川芎组成。方中熟地黄味甘，性微温，滋阴补血，为君药；以当归甘辛甘温，补血养肝，可补血润肠通便，治疗血虚肠燥便秘，为臣药；白芍苦酸微寒，养血柔肝，和营止痛是为佐药；其中川芎辛温，具有活血理气的作用，因妊娠期应谨慎用药，故弃之不用。此方适用于由阴血亏虚所致的妊娠便秘。

增液汤记载于《温病条辨·卷二》："阳明温病，无上焦证，数日不大便，当下之。若其人阴素虚，不可行承气者，增液汤主之。"其组成为玄参30克，麦冬（连心）24克，细生地黄24克。增液润燥，主要治疗阳明温病、便秘津亏等阴亏疾病。玄参量大，苦寒而凉，滋阴润燥，壮肾水治火，以滋肠燥，因玄参苦寒性太大且微凉，具有解毒散结的作用，而孕妇处于特殊时期，故去玄参加甘平、微苦太子参10克。生地黄苦寒，壮水清热养阴；麦冬甘寒，滋养肺胃濡润肠燥，以补药之体为泻剂。

此外，方中还配伍了桔梗、杜仲、黄芪。

桔梗：温化寒痰药，归肺经。此药可开宣肺气而通二便，且能载药上行，是用于治疗妊娠期便秘的良药。

杜仲：补阳药，甘温，归肝肾经。具有补肝肾、强筋骨、安胎之功。

黄芪：补气药，甘微温，归肺脾经。具有补气升阳、益卫固表、利水消肿之功。

综上所述，增液固胎汤主要功效为补肾益脾，调理气血以安胎，滋阴养血，益气以通便。经方重点突出，加减配伍精妙，周全大局却又不失细节，可谓是胎动不安合并便秘的良方。

【小结】

临床上便秘常分为实秘与虚秘，实秘为肠胃积热、气机郁滞，虚秘为气虚便秘、血虚便秘、阳虚便秘。因妇女妊娠期的生理特点，阴精血气下注冲任以养胎，故临床多见于阳气亏虚及阴血亏少所致的虚秘，故应用四君子汤、四物汤类补养气血以助通便。若有胃肠积热者，可酌情加入适量的石膏、知母等以清胃热；若有气机郁滞者，可酌加紫苏梗、桔梗等行气导滞。

对于便秘的治疗，四大经典论述颇多，有内治法，亦有外治法。内治法以承气类为主。伤寒有三承气汤、大黄附子汤、麻子仁丸等，温病则有五承气，均以通腑泄热为主，妊娠期不能应用，但恢复人体气机升降的理念值得学习。

三、病案举例

【病案1】

王某，女，30岁。

主诉： 停经55天，排便费力，一周一行，伴腰酸、腹胀5天。

现病史： 该患既往有功能性便秘病史，病初腹部胀满，排便费力，2日一行，日久症状加重，大便3~4天一行，排便无力，需口服药物方能排出，便质稍干，排出后倦怠乏力。平素月经尚规律，腰酸乏力，经期明显，大便次数增多，便溏，排后倦怠乏力。末次月经2011年6月17日，B超检查示宫内妊娠。患者自怀孕后食欲欠佳，晨起呕吐，脘腹胀满，近5天腰酸痛，腹部不适，便秘症状越发严重，大便一周一行，粪便便质稍干，频有便意，入厕难下而又不敢用力，努挣乏力，排便用力后出现少量褐色分泌物，便后神疲懒言，气短乏力。自行口服通便药物，出现腹泻症状，继而腹痛加剧，阴道流出红色分泌物。停药后，便秘症状复旧，患者困扰不已，面色淡黄，舌淡，苔白，脉滑无力。

中医诊断：妊娠便秘（阳气亏虚型）。

西医诊断：胎动不安。

治法：固冲安胎，益气润肠通便。

处方：续断20克，桑寄生20克，菟丝子30克，阿胶15克，白芍20克，当归20克，黄芪30克，白术25克，桔梗20克，太子参15克，杜仲20克，甘草10克。

按语：该患平素有便秘病史，腹部胀满，排便费力，2日一行，日久症状加重，大便3~4天一行，排便无力。妊娠后排便更加费力，一周一行，伴腰酸、腹胀，神疲懒言，气短乏力，面色淡黄，舌淡，苔白，脉滑无力。此属妊娠便秘阳气亏虚证。孕后气血下注冲任以养胎，加重便秘情况。《女科经纶》载："《女科集略》曰女子肾脏系于胎，是母之真气，子之所赖也。"若肾气亏损，便不能固摄胎元。肾气亏虚，可致冲任空虚，胎元不固，则胎动不安。脾肺为母子之脏，脾气亏虚，肺气亦虚，则津液输布失调，肠道失润，大肠推动乏力，导致便秘。患者孕后食欲欠佳，晨起呕吐，脘腹胀满，可见脾气亏虚，传导失职，肠道积滞易致便秘。便秘症状的加重导致患者腹痛加重，阴道流出红色分泌物加重了患者胎动不安的病情。

面色淡黄、舌淡、苔白、脉滑无力皆为气虚之征。因此给以固冲安胎，益气润肠通便治疗。方中续断、桑寄生、菟丝子、杜仲补肾填精，固冲安胎；白芍、当归、阿胶滋阴养血填精，一则养血以安胎，一则养阴以通便，配伍补阴药以阴中求阳；黄芪、白术补气健脾，以后天之脾胃滋养先天之肾以安胎；太子参补益脾气，兼能助白芍、当归养阴生津；桔梗宣利肺气，脏病治腑以通大肠之气；甘草顾护脾胃，调和诸药。

【病案 2】

李某，女，32 岁。

主诉：停经 60 天，排便费力，一周一行，伴腰酸、少腹疼痛 10 余日。

现病史：该患平素便秘，大便 2~3 日一行，腹部胀闷不舒，排便费力，便质干，面赤，口臭，心烦易怒，小便短赤。患者初孕时出现严重便秘症状，不能耐受选择人工流产。再孕后为宫外孕，依然出现较严重的便秘症状。既往月经规律，末次月经为 2012 年 10 月 17 日，B 超检查示宫内早孕（单活胎）。孕后腰酸腹胀，大便便质干硬如羊粪状，一周一行，排便费力，有不尽感，入厕努挣，阴道流出褐色分泌物。患者现形体消瘦，心悸失眠，多梦易惊醒，头晕眼花，两目干涩，口干口渴，爪甲不荣，舌红，苔少，脉细滑。

中医诊断：妊娠便秘（阴血亏虚）。

西医诊断：胎动不安。

治法：固冲安胎，养血滋阴，润燥通便。

处方：续断 25 克，桑寄生 25 克，菟丝子 30 克，阿胶 10

克，白芍20克，当归20克，生地黄20克，麦冬25克，杜仲30克，太子参10克，桔梗20克，甘草10克。

按语：该患平素便秘，大便2~3日一行，妊娠后症状加重，大便一周一行，便质干，伴腰酸、少腹疼痛，腹部胀闷不舒，面赤，口臭，心烦易怒，小便短赤。患者形体消瘦，心悸失眠，多梦易惊醒，头晕眼花，两目干涩，口干口渴，爪甲不荣，舌红，苔少，脉细滑，属妊娠便秘阴血亏少证。妊娠期生理特点为"血感不足，气亦偏盛"，患者初孕流产，再孕宫外孕保守治疗损耗肾气阴血，阴血愈虚。《诸病源候论·大便难候》指出："肾脏受邪，虚而不能制小便，则小便利。津液枯燥，肠胃干湿，故大便难。"肾精亏耗，则肠道干涩，形成便秘。肾虚不能养胎，系胎，故胎动不安。血虚不能养肝，肝失疏泄，气机不利而致便秘。脾胃为气血生化之源，食欲欠佳，摄入不足，生化乏源，则气血阴津亏虚，肠失濡润，腑气不通，便秘发生；血虚胎失所养而胎元不固。脾肺为母子之脏，脾气亏虚，肺气亦虚，肺失宣发，津液不能输布，导致大肠失润，大便艰涩，因此给以固冲安胎，养血滋阴，润燥通便治疗。方中续断、桑寄生、菟丝子、杜仲补肾益精，固冲安胎；当归、白芍、阿胶滋阴养血以通便兼能养血安胎；太子参补益脾气，助白芍、当归养阴生津；生地黄、麦冬滋阴润燥通便。桔梗宣利肺气，脏病治腑以通大肠之气；甘草顾护脾胃，调和诸药。

四、经典回顾

（一）《温病条辨》对于便秘的论述

1. 新加黄龙汤

《温病条辨·卷二》："阳明温病，下之不通，其证有五：应下失下，正虚不能运药，不运药者死，新加黄龙汤主之。"

主症： 身热，腹满，便秘，苔黄焦燥，口干咽燥，倦怠少气，撮空肢颤，目不了了，苔干黄或焦黑，脉沉弱或沉细。

原方： 细生地黄五钱，生甘草二钱，人参一钱五分（另煎），生大黄三钱，芒硝一钱，玄参五钱，麦门冬五钱，当归一钱五分，海参二条，姜汁六匙。

2. 宣白承气汤

《温病条辨·卷二》："喘促不宁，痰涎壅滞，右寸实大，肺气不降者，宣白承气汤主之。"

主症： 潮热便秘，痰涎壅盛，喘促不宁，苔黄腻或黄滑，脉右寸实大。

原方： 生石膏五钱，生大黄三钱，杏仁粉二钱，瓜蒌皮一钱五分。

3. 导赤承气汤

《温病条辨·卷二》："左尺牢坚，小便赤痛，时烦渴甚，导赤承气汤主之。"

主症： 小便赤痛，前涩后痛，身热，腹满，便秘，苔黄焦燥。

原方： 赤芍三钱，细生地黄五钱，生大黄三钱，黄连二钱，黄柏二钱，芒硝一钱。

4. 牛黄承气汤

《温病条辨·卷二》："邪闭心包，神昏舌短，内窍不通，饮不解渴者，牛黄承气汤主之。"

主症：神昏舌謇，肢厥，便秘，腹满硬痛，舌绛苔黄燥，脉沉数实。

原方：即用安宫牛黄丸二丸，化开，调生大黄末三钱，先服一半，不知再服。

5. 增液承气汤

《温病条辨·卷二》："津液不足，无水舟停者，间服增液，再不下者，增液承气汤主之。"

主症：燥屎不行，下之不通，脘腹胀满，口干唇燥，舌红苔黄，脉细数。

原方：玄参一两，连心麦冬八钱，细生地黄八钱，大黄三钱，芒硝一钱五分。

6. 抵当汤

《温病条辨·卷三》："少腹坚满，小便自利，夜热昼凉，大便闭，脉沉实者，蓄血也，桃仁承气汤主之，甚则抵当汤。"

主症：大便硬、色黑，发热，无表里证，脉数，下后脉数不解。

原方：水蛭三十个，虻虫三十个，桃仁三十个，大黄三两酒浸。

（二）《伤寒杂病论》对便秘的论述

1.三承气汤

《伤寒论·辨阳明病脉证治法》云："阳明病脉迟，虽汗出，不恶寒者，其身必重，短气腹满而喘。有潮热者，此外欲解，可攻里也。手足濈然汗出者，此大便已硬也，大承气汤主之。若汗多微发热恶寒者，外未解也；其热不潮，未可与承气汤；若腹大满不通者，可与小承气汤，微和胃气，勿令大泄下。""阳明病，不吐不下，心烦者，可与调胃承气汤。"

（1）主症

大承气汤：轻者日晡潮热，手足濈然汗出，谵语，腹满，大便硬或大便难，脉迟有力。甚者便秘六七日以上，潮热，不能食，谵语，甚至独语如见鬼状，循衣摸床，惕而不安，小便利，腹满痛或绕脐痛，脉实；或小便不利，大便乍难乍易，喘冒不得卧；或下利纯水而无粪，其气极臭秽，脐腹四周按之坚硬有块。

小承气汤：发热，多汗，大便硬，谵语；或潮热，谵语，脉滑疾；或便秘五日以上，心烦，腹大满；或热结旁流之下利，谵语。

调胃承气汤：蒸蒸发热，心烦，腹胀满；或虽便溏、下利而腹微满，谵语，脉调和。

（2）原方

大承气汤：大黄酒洗四两，厚朴半斤，枳实五枚，芒硝三合。

小承气汤：大黄酒洗四两，厚朴二两，枳实三枚（大者）。

调胃承气汤：大黄（去皮）四两，甘草（清酒浸）二两，芒硝半斤。

2. 蜜煎导

《伤寒论》第 233 条："阳明病，自汗出，若发汗，小便自利者，此为津液内竭，虽硬不可攻之，当须自欲大便，宜蜜煎导而通之。若土瓜根及大猪胆汁，皆可为导。"

原方：蜜七合，一味纳铜器中，微火煎之。稍凝似饴状，搅之勿令焦着，欲可丸，并手捻作挺，令头锐，大如指，长二寸许。当热时急作，冷则硬，以内谷道中，以手急抱，欲大便时乃去之。

3. 麻子仁丸

《伤寒论》第 247 条："趺阳脉浮而涩，浮则胃气强，涩则小便数，浮涩相搏，大便则硬，其脾为约，麻子仁丸主之。"

主症：大便干结，腹胀，口干，小便短赤，舌红苔黄燥，脉数。

原方：麻子仁二升，芍药半斤，枳实半斤，大黄（去皮）一斤，厚朴一斤，杏仁（去皮尖，研作脂）一升。

4. 大陷胸汤

《伤寒论》第 137 条："太阳病，重发汗，而复下之，不大便五六日，舌上燥而渴，日晡所小有潮热，从心下至少腹，硬满而痛，不可近者，大陷胸汤主之。"

主症：心下硬满疼痛、按之石硬，甚者从心下至少腹硬满疼痛、不可近，大便秘结，舌上干燥而渴，日晡潮热，苔黄腻或黄厚而燥，脉沉紧或沉滑有力。

原方：大黄（去皮）六两，芒硝一升，甘遂一钱匕。

5. 小柴胡汤

《伤寒论》第 148 条："伤寒五六日，头汗出……大便硬，脉细者，此为阳微结……可与小柴胡汤。"

主症： 若伴见头汗出，微恶寒，手足冷，心下痛，口不欲食，脉细者，为阳微结；若伴见胁下硬满、寒热往来、心烦喜呕，默默不欲饮食者，为阳明兼少阳证，而以少阳为主。

原方： 柴胡半斤，黄芩三两，人参三两，半夏半升，甘草三两，生姜三两，大枣十二枚。

6. 大柴胡汤

《伤寒论》第 136 条："伤寒十余日，热结在里，复往来寒热者，与大柴胡汤。"

主症： 发热，恶心呕吐，口苦，纳差，嗳气，胸胁苦满，郁郁微烦，大便秘结，舌质红，苔黄少津，脉弦数。

原方： 柴胡半斤，黄芩三两，芍药三两，半夏半升，枳实四两，生姜五两，大枣十二枚，大黄二两。

7. 五苓散

《伤寒论》第 244 条："小便数者，大便必硬，不更衣十日，无所苦也。渴欲饮水，少少与之，但以法救之。渴者，宜五苓散。"

主症： 脐下悸，心悸，微热，烦渴欲饮，饮后不解或水入即吐，小便不利，水肿，或眩晕、呕吐。

原方： 猪苓十八铢，茯苓十八铢，白术十八铢，桂枝半两去皮，泽泻一两六铢半。

8. 去桂加白术汤

《伤寒论》第 174 条："伤寒八九日，风湿相搏，身体疼烦，不能自转侧，不呕不渴，脉浮虚而涩者，桂枝附子汤主之。若其人大便硬，小便自利者，去桂加白术汤主之。"

原方：白术四两，甘草二两，附子三枚，炮生姜三两，大枣（擘）十二枚。

第五节　妊娠心烦

一、概述

妊娠心烦始见于《诸病源候论·卷之四十二》，该卷云："脏虚而热气乘于也心，则令心烦。停痰积饮，在于心胸，其冷冲心者，亦令烦也……以其妊娠而烦，故谓之子烦也。"《普济方》指出"夫妊娠苦烦闷者，四月受少阴君火气以养精，六月受少阳相火气以养气，若母心惊胆寒，多有烦闷，名曰子烦也。"本病是以孕妇在妊娠期间出现烦闷不安，郁郁不乐，或烦躁易怒等现象，称为妊娠心烦。亦称子烦。

妊娠心烦为临床常见妊娠疾病之一，指妊娠期间出现以烦闷，郁郁不乐，或烦躁易怒为特征的妊娠病。本病相当于西医学的妊娠期焦虑、妊娠期抑郁，多见于初产妇及精神易敏感者。据各国报道，妊娠期焦虑、抑郁的发病率在2%~54%，而近八成的患者没有得到干预和治疗。若不予以及时治疗，容易引发多种妊娠、分娩以及新生儿事件，例如内分泌紊乱、失眠、厌食、早产、新生儿发育迟缓，严重者可引起精神分裂甚至杀婴等，不利于母胎及新生儿的健康。西医学主要着眼于心理疏导，对症抗抑郁用药，但孕期女性服用抗抑郁药又有致畸等风险。随着对生活质量的追求以及对妊娠的重视，大多数患者因担心西药对胎儿的不良影响，转而寻求中医治疗。

二、经方论治妊娠心烦

临床上心烦指心中烦热郁闷，最早见于《素问·五脏生成》，又名烦心。治疗的代表方剂有栀子豉汤、竹叶石膏汤、黄连阿胶汤等。烦多属热，亦有因于寒者，可见于外感、内伤多种病症。心烦是众多疾病中的一个症状，但有表里、寒热、虚实之异，在脏在腑之殊。故对心烦候的治疗原则应以辨证为旨，综合分析，方可取效。姚美玉教授临床应用寿胎丸和人参麦冬散，疗效明显。

（一）一般认识

姚教授认为，妊娠心烦病位在心，病机关键在于肝肾亏损，心火偏亢，关乎肝肾及脾胃，与妊娠生理"血感不足，气亦偏盛"密切相关。心主血脉，肝藏血，肾藏精，精血同源，故血感不足时，可导致心血亏虚，肝血亏少，肾精不足。气有余则为火，火扰心，从而心烦，心主一身之神志，心烦是神志失常的主要表现，故病位在心。妊娠胞脉系予肾，肾精关乎生殖，而妊娠后，脏腑气血津液下注于冲任养胎，从而导致肝肾脏腑阴津不足，肾不足则水火不济，肝不足则母盗子气，从而导致心烦，故肝肾为本，同时脾胃生养气血，若脾胃失和，则痰湿化火，火热乘心，从而影响心烦。治疗本病宜治病与安胎并举，治则为滋养肝肾，宁心除烦、清热安胎。

1. 心烦与脏腑的关系

心主血脉，主藏神。心主血脉机能正常，全身各脏腑形体官窍才能发挥其正常的生理机能，使生命活动得以继续，若心主血脉、藏神的功能发生障碍，就可影响到各脏腑形体官窍。心有统帅全身脏腑、经络、形体、官窍的生理活动和主司意识、思维、情志等精神活动的作用，故《素问·灵兰秘典论》说："心者，君主之官也，神明出焉。"心主神明，主明则下安，主不明则十二官危。

心与肝关系主要表现在行血与藏血以及精神调节两个方面。在精神调节方面，心藏神，主宰意识、思维、情感等精神活动。肝主疏泄，调畅气机，维护情志的舒畅。心肝两脏相互为用，共同维持正常的精神活动。而在病理情况下，心火亢盛与肝火亢逆两者可并存或相互引动，从而出现心烦失眠、急躁易怒为主症的心肝火旺的病理变化。

心与肾在生理上的联系主要表现为心肾相交。有水火既济、精神互用、君相安位；心居上焦属阳，在五行中属火，肾居下焦属阴，在五行中属水，肾若无心火之温煦则水寒，心无肾阴之凉润则火炽，从而引发心烦等一系列症状。

饮食入胃，经脾胃的运化，吸收其精华，然后传输至心肺，化生气血输布全身；若脾气虚则推动乏力，心肺无以润泽，心血不足，心阴阳失和则心烦。且脾胃失和可致痰湿停于心胸，湿郁化热，痰热搏结，上扰及心，则见烦躁愁闷。

2. 心烦与妊娠的关系

女性妊娠后气以载胎，血以养胎，肾以固胎，导致脏腑气血津液下注冲任养胎，从而出现"血感不足，气易偏盛"的生理状态。气有余则为火，火扰心，可致心烦；孕后胎体发育赖于母体，从中获得营养，若胎母急于为胎儿提供营养，而过食肥甘厚味，从而导致自身营养过剩，易形成痰湿，湿郁化热，痰热搏解，上扰于心，可在孕期出现烦躁愁闷；孕后精血聚于下以养胎元，肝血相对亏虚，失于濡养，气机失畅，此时胎母易担忧胎儿健康与否，从而精神过度紧张，若由于外感或内伤性情志病因忧思过度，久而郁积化火上逆，扰及神明，则表现为心神难安。若心烦得不到很好的纠正，失治误治，造成精神分裂自残或杀婴等严重后果累及保胎，甚者可引发流产、早产等不良结局。

（二）辨证论治

1. 辨证要点及治疗原则

妊娠心烦与妊娠生理"血感不足，气亦偏盛"密切相关，辨证时主要依据烦闷不乐的主症及同时出现的兼症、舌脉进行综合分析诊断。治疗大法是清热以除烦。审因论治，则阴虚者宜养阴清热，肝热者宜疏肝清热，痰热者宜化痰清热。妊娠心烦虽属有热，但不宜苦寒直折其火，防伤阴伤胎，应酌情选用清热除烦、宁心安神之品。

2. 分型及治疗

（1）肝肾阴亏，心火偏亢

症状：妊娠心中烦闷，坐卧不宁，午后潮热，面赤，手足心热，口干咽燥，渴不多饮，小溲短黄，胁隐痛，腰膝酸软，耳鸣，舌尖红降，苔少或苔薄黄而干，脉细数而弦滑。

治法：滋养肝肾、宁心除烦。

处方：寿胎丸合人参麦冬散中党参易太子参，加当归、白芍、莲子心等。

组成：菟丝子、桑寄生、续断、阿胶、太子参、麦冬、知母、茯苓、生地黄、黄芩、炙甘草、莲子心、当归、白芍。

（2）肝肾阴亏，肝火偏旺

症状：妊娠烦闷不安，或烦躁易怒，头晕目眩，口苦咽干，两胁胀痛，常欲太息，腰膝酸软，耳鸣，舌红，苔薄黄，脉弦数而滑。

治法：滋养肝肾，疏肝除烦。

处方：寿胎丸合人参麦冬散加柴胡、半夏、白芍等。

组成：菟丝子、桑寄生、续断、阿胶、党参、麦冬、知母、茯苓、生地黄、黄芩、炙甘草、白芍、柴胡、半夏。

（3）肝肾阴亏，痰火内蕴

症状：妊娠心胸烦闷，头晕目眩，胸脘满闷，恶心，呕吐痰涎，胁隐痛，腰膝酸软，苔黄而腻，脉滑数。

治法：滋养肝肾，清热涤痰。

处方：寿胎丸合人参麦冬散去阿胶，加柴胡、半夏、陈皮、桔梗、浙贝母等。

组成：菟丝子、桑寄生、续断、浙贝母、党参、白芍、麦冬、知母、茯苓、生地黄、黄芩、炙甘草、竹茹、柴胡、半夏、陈皮、桔梗。

【方药分析】

寿胎丸首见于《医学衷中参西录》，方由菟丝子、桑寄生、川续断、阿胶组成。方中菟丝子补肾益精，肾旺自能荫胎；桑寄生、续断补肝肾，固冲任，使胎气强壮；阿胶滋养阴血，使冲任血旺，则胎气自固。四药相配，共奏补肾安胎之功。

人参麦冬散见于《妇人秘科》，方由党参、麦冬、茯苓、黄芩、知母、生地黄、炙甘草、竹茹组成。方中人参益气生津；麦冬养阴生津，清热除烦；生地黄滋肾益阴以济心火；知母泻肾火，降心火，解热除烦；黄芩、竹茹清热除烦；茯苓、甘草安神调中。全方共奏养阴清热、宁心除烦之效。

两方主要功效是滋肾养胎，宁心除烦，清热安胎。经方重点突出，加减配伍精妙，顾全大局却又不失细节，可谓是妊娠心烦的良方。

若为肝肾阴亏，心火偏亢型，党参换太子参补气养阴生津，加当归、白芍与生地黄、阿胶共奏养血养阴之效；加莲子心清心火，沟通心肾；白芍、甘草酸甘化阴，缓急止痛。

若为肝肾阴亏，肝火偏亢型，加柴胡、半夏与黄芩、党参合成小柴胡汤疏肝解郁；半夏辛温，辛散温通助柴胡以疏理气机，调畅三焦。

若为肝肾阴亏，痰火内蕴型，用寿胎丸补肾，因阿胶具有滋腻之性故去阿胶，加半夏、陈皮、竹茹组成温胆汤，清热化痰。麦冬、生地黄滋养肝肾，加桔梗、浙贝母清热化痰；因肝郁亦可及脾虚故可加柴胡、半夏疏肝健脾。

【小结】

姚美玉教授认为本病以肝肾亏损为本，心火偏亢为首，病位主要在心，关乎肝肾及脾胃，与妊娠生理"血感不足，气亦偏盛"密切相关。辨证中主要依据烦闷不乐的主症及同时出现的兼症、舌脉等进行综合分析诊断。治疗大法是清热以除烦。审因论治，阴虚者宜养阴清热，肝热者宜疏肝清热，痰热者宜化痰清热。妊娠心烦虽属有热，但不宜苦寒直折其火，防伤阴伤胎，应酌情选用清热除烦、宁心安神之品。

三、病案举例

赵某，女，26 岁，大庆人。

主诉：停经 42 天，阴道间断性少量流血 3 天伴烦躁、恶心。

现病史：患者平素月经后期，35~45 天一行，量常，末次月经 2015 年 3 月 19 日，3 天前因与父母吵架而阴道少许流血，流血呈间断性，色暗红，未见肉状组织物流出，伴小腹隐痛和腰骶部酸胀痛，有烦躁、失眠、恶心等症，遂来就诊。考虑到患者月经错后建议行妊娠试验检查，现患者阴道少量流血，烦躁失眠，口苦咽干，恶心不欲食，常欲太息，小腹坠胀，二便可，易疲劳、肢麻、胁隐痛、腰膝酸痛、耳鸣，舌红苔黄，脉弦滑数。

辅助检查：尿妊娠试验（＋）、门诊超声示宫内早孕（胚胎发育正常）。

中医诊断：妊娠心烦（肝肾阴亏，肝火偏旺型）。

西医诊断：先兆流产。

治法：滋养肝肾，疏肝除烦；治病与安胎并举。

处方：菟丝子 30 克，续断 25 克，桑寄生 25 克，盐杜仲 25 克，白芍 30 克，黄芩 20 克，生地黄 20 克，柴胡 20 克，半夏 20 克，麦冬 20 克，茯苓 15 克，知母 20 克，姜竹茹 15 克，甘草 10 克。

按语：患者近日因情绪波动而见烦躁、失眠、恶心，考虑证型为肝郁型。该患平素阴血不足，月经后期，孕后阴血聚下，则肝肾之阴愈虚，阴虚生内热易见烦躁、失眠；加之情志愤郁不舒，肝失疏泄，气机不畅，气机郁滞，郁而化火从而导致心烦。方中菟丝子补肾益精，肾旺自能荫胎；桑寄生、续断补肝肾，固冲任，使胎气强。三药相配，共奏滋养肝肾、补肾安之功，麦冬养阴生津，清热除烦；生地黄滋肾益阴以为济心火；知母泻肾火，而降心火，解热除烦；黄芩、竹茹清热除烦；茯苓、甘草安神调中；加柴胡、半夏与黄芩合成小柴胡汤疏肝解郁；半夏辛温，辛散温通助柴胡疏理气机，调畅三焦。全方起到滋养肝肾、疏肝除烦之效。

四、经典回顾

（一）《金匮要略》对心烦的论述

1.百合地黄汤

《金匮要略·百合狐惑阴阳毒病证治》："百合病者，百脉一宗，悉致其病也。意欲食复不能食，常默默，欲卧不能卧，欲行不能行，欲饮食或有美时，或有不用闻食臭时，如寒无寒，如热无热，口苦，小便赤；诸药不能治，得药则剧吐利。如有神灵者，而身形如和，其脉微数。"

组成：百合（擘）七枚，生地黄汁一升。

功效：治疗神志恍惚，意欲饮食，复不能食，时而欲食，时而恶食；沉默寡言，欲卧不能卧，欲行不能行，如有神灵；如寒无寒，如热无热，口苦，小便赤，舌红少苔，脉微细。

2. 甘草泻心汤

《金匮要略·百合狐惑阴阳毒病证治》："狐惑之为病，状如伤寒，默默欲眠，目不得闭，卧起不安，蚀于喉为惑，蚀于阴为狐，不欲饮食，恶闻食臭，其面目乍赤、乍黑、乍白、蚀于上部则声嗄，甘草泻心汤主之。"

组成：炙甘草15克，黄芩9克，干姜9克，半夏9克，大枣12枚（擘），黄连5克。

功效：治疗伤寒痞证，胃气虚弱，腹中雷鸣，下利，水谷不化，心下痞硬而满，干呕心烦不得安。

（二）《伤寒论》对心烦的论述

《伤寒论》中论述心烦，概括了阴阳两类，做了精致的分析，并指出了治疗方法，其中阴阳进退，邪正机转，对于预后诊断意义颇大。在六经中十二经络中的大部分经络循行与心有直接或间接的关联，因此将《伤寒论》心烦症状的重点部分用六经进行分析。

1. 桂枝汤

太阳中风的心烦见于《伤寒论》第24条："太阳病，初服桂枝汤，反烦不解者，先刺风池、风府，却与桂枝则愈。”

组成：桂枝（去皮）、芍药、生姜、大枣（切）各9克，甘草（炙）6g。

功效：治疗头痛发热，汗出恶风，鼻鸣干呕，苔白不渴，脉浮缓或浮弱者。

2. 大青龙汤

太阳伤寒的心烦见于《伤寒论》第38条："太阳中风，脉浮紧，发热恶寒，身疼痛，不汗出而烦躁者，大青龙汤主之。"

组成：麻黄、桂枝、甘草、杏仁、生姜。

功效：治疗外感风寒，兼有里热，恶寒发热，身疼痛，无汗烦躁。

3. 五苓散

太阳蓄水的心烦见于《伤寒论》第74条："中风发热，六七日不解而烦，有表里证，渴欲饮水，水入则吐者，名曰水逆，五苓散主之。"

组成：猪苓12克，泽泻20克，白术12克，茯苓12克，桂枝8克。

功效：用于治疗膀胱化气不利，水湿内聚引起的小便不利、水肿腹胀、呕逆泄泻、渴不思饮。

4. 小建中汤

太阳变证之心脾两虚发烦见于《伤寒论》第102条："伤寒二三日，心中悸而烦者，小建中汤主之。"《医宗金鉴》："伤寒二三日，未经汗下，即心悸而烦，必其人中气素虚。虽有表证，亦不可汗之，盖心悸阳已虚，心烦阴已弱，故以小建中汤，先建其中兼调营卫也。"

组成：饴糖 30 克，桂枝 9 克，芍药 18 克，生姜 9 克，大枣（6 枚），炙甘草 6 克。

功效：治疗腹中拘急疼痛，喜温喜按，神疲乏力，虚怯少气；或心中悸动，虚烦不宁，面色无华；或伴四肢酸楚，手足烦热，咽干口燥。舌淡苔白，脉细弦。

5. 栀子豉汤

太阳变证之热郁胸膈发烦见于《伤寒论》第 76 条："发汗吐下后，虚烦不得眠；若剧者，必反复颠倒，心中懊侬，栀子豉汤主之。若少气者，栀子甘草豉汤主之。若呕者，栀子生姜豉汤主之。"第 79 条："伤寒下后，心烦、腹满、卧起不安者，栀子厚朴汤之。"

组成：栀子 9 克，淡豆豉 4 克。

功效：治疗发汗吐下后，余热郁于胸膈，身热懊侬，虚烦不得眠，胸脘痞闷，按之软而不痛，嘈杂似饥，但不欲食，舌质红，苔微黄，脉数。

6. 甘草泻心汤

太阳变证寒热错杂致痞之虚气上逆心烦见于《伤寒论》第 158 条："伤寒中风，医反下之，其人下利，日数十行，谷不化，腹中雷鸣，心下痞硬而满，干呕，心烦不得安，谓病不尽，复下之，其痞益甚，此非结热，但以胃中虚，客气上逆，故使硬也，甘草泻心汤主之。"

组成：甘草(炙)12 克，黄芩 9 克，干姜 9 克，半夏 9 克，大枣（擘）12 枚，黄连 3 克。

功效：治疗伤寒痞证，胃气虚弱，腹中雷鸣，下利，水谷不化，心下痞硬而满，干呕心烦不得安；狐惑病。

7. 白虎加人参汤

阳明热证之心烦见《伤寒论》第 169 条："伤寒无大热，口燥渴，心烦，背微恶寒，白虎加人参汤主之。"

组成： 知母 18 克，石膏（碎，绵裹）30~45 克，炙甘草 6 克，粳米 12 克，人参 9 克。

功效： 治伤寒发斑，口燥烦渴，热渴伤津，口渴，脉大无力。

8. 小承气汤

热结轻证，浊热上扰发烦见《伤寒论》第 250 条："太阳病，若吐、若下、若发汗后，微烦，小便数，大便因硬者，与小承气汤和之愈。"

组成： 大黄（酒洗）12 克，厚朴（炙，去皮）6 克，枳实（大者，炙）9 克。

功效： 主治痘疹后胃弱不能胜谷，谓之食蒸发搐。其人潮热，大便酸臭，秘泄不调，或呕吐肠痛。

9. 调胃承气汤

阳明燥结成实发烦见《伤寒论》第 207 条："阳明病，不吐不下，心烦者，可与调胃承汤。"

组成： 大黄 60 克（去皮，酒浸），炙甘草 30 克，芒硝 15 克。

功效： 治疗阳明病胃肠燥热证，表现为大便不通，肠梗阻，口渴心烦，蒸蒸发热，或腹中胀满，或为谵语，舌苔正黄，脉滑数；以及胃肠热盛而致发斑吐衄，口齿咽喉肿痛等。

10. 大承气汤

阳明热结重证心烦见《伤寒论》第 241 条："大下后，六七日不大便，烦不解，腹满痛者，此有燥屎也，所以然者，本有宿食故也，宜大承气汤。"

组成：大黄 12 克，厚朴 24 克，枳实 12 克，芒硝 6 克。

功效：主治阳明腑实证，如大便不通等；热结旁流，下利清水；里热实证之热厥、痉病或发狂等。

11. 甘草干姜汤

阳明胃虚阴寒上逆而烦证见《伤寒论》第 30 条："阳明内结，谵语，烦乱，更饮甘草干姜汤。"

组成：甘草 12 克，干姜 6 克。

功效：主治脾胃阳虚，手足不温，口不渴，烦躁吐逆；老年虚弱尿频，下半身常冷，咳唾痰稀，眩晕短气，脉沉无力。

12. 小柴胡汤

少阳胆火内郁心烦证见《伤寒论》第 96 条："伤寒五六日，中风，往来寒热，胸胁苦满，嘿嘿不欲饮食，心烦喜呕，或胸中烦而不呕……小柴胡汤主之。"

组成：柴胡 12 克，黄芩 9 克，人参 6 克，半夏（洗）9 克，炙甘草 5 克，生姜（切）9 克，大枣（擘）4 枚。

功效：主治少阳病证，邪在半表半里，症见往来寒热，胸胁苦满，默默不欲饮食，心烦喜呕，口苦，咽干，目眩，舌苔薄白，脉弦者；妇人伤寒，热入血室；经水适断，寒热发作有时；或疟疾、黄疸等内伤杂病而见以上少阳病证者。

13. 柴胡桂枝汤

《伤寒论》第 147 条："伤寒五六日，已发汗而复下之，胸胁满微结，小便不利，渴而不呕，但头汗出，往来寒热，心烦者，此为未解也，柴胡桂枝干姜汤主之。"

组成： 柴胡 30 克，桂枝 15 克，黄芩 15 克，人参 15 克，炙甘草 10 克，制半夏 10 克，芍药 15 克，大枣 6 枚，生姜 15 克。

功效： 主治往来寒热，胸胁满微结，但头汗出，小便不利，渴而不呕，心烦，或大便溏泄等症。

14. 四逆汤

少阴阳衰阴盛证见于《伤寒论》第 282 条："少阴病，欲吐不吐，心烦，但欲寐。"

组成： 炙甘草 6 克，生附子 10 克，干姜 6 克。

功效： 治疗心肾阳衰寒厥证，表现为四肢厥逆，恶寒蜷卧，神衰欲寐，面色苍白，腹痛下利，呕吐不渴，舌苔白滑，脉微细。

15. 吴茱萸汤

少阴寒化类似证之肝胃寒盛，浊阴上逆证见《伤寒论》第 309 条："少阴病，吐利，手足厥冷，烦躁欲死者，吴茱萸汤主之。"

组成： 吴茱萸 9 克，人参 9 克，生姜 18 克，大枣 4 枚。

功效： 主治吞酸嘈杂，或头顶痛、干呕吐涎沫，舌淡苔白滑，脉沉迟者。

16. 白通加猪胆汤

少阴阴盛格阳证见《伤寒论》第 315 条："少阴病，下利脉微者，与白通汤；利不止，厥逆无脉，干呕烦者，白通加猪胆汁汤主之。服汤脉暴出者死，微续者生。"此为少阴阴盛阳虚，格阳于上则发心烦。治以破阴回阳，宣通上下之中，引虚阳归返，与白通加猪胆汁汤。

组成：葱白4茎，干姜3克，生附子10克，人尿15mL，猪胆汁3mL。

功效：主治少阴病，利不止，厥逆无脉，干呕而烦者。

17. 猪肤汤

少阴心肾阴虚内热证见《伤寒论》第310条："少阴病，下利，咽病，胸满心烦，猪肤汤主之。"其病机是阴虚不得滋养，虚热内生而逆乱，既上攻，又下注。审证是肾阴虚内热证，其治以猪肤汤，滋肾，润肺，补脾。

组成：鲜猪皮60克，米粉50克，白蜜30克。

功效：治疗少阴病，下利咽痛，胸满心烦。

18. 黄连阿胶汤

少阴水亏火旺证见于《伤寒论》第303条："少阴病，得之二三日以上，心中烦，不得卧。"

组成：黄连12克，黄芩6克，芍药6克，鸡子黄2枚，阿胶9克。

功效：治疗少阴病，得之二三日以上，症状为心中烦不得卧等的疾病。

19. 猪苓汤

少阴阴虚水停证见于《伤寒论》第319条："少阴病，下利六七日，咳而呕渴，心烦不得眠者，猪苓汤主之。"

组成：猪苓（去皮）、茯苓、泽泻、阿胶、滑石（碎）各10克。

功效：主治水热互结证，表现为小便不利，发热，口渴欲饮，或心烦不寐，或兼有咳嗽、呕恶、下利，舌红苔白或微黄，脉细数。又治血淋，小便涩痛，点滴难出，小腹满痛者。

20. 乌梅丸

厥阴蛔厥证见于《伤寒论》第 338 条："令病者静，而复时烦者，此为脏寒，蛔上入其膈，故烦，须臾复止，得食而呕，又烦者，蛔闻食臭出，其人常自吐蛔。蛔厥者，乌梅丸主之。"

组成：乌梅 24 克，黄连 12 克，细辛 3 克，干姜 6 克，当归 12 克，黄柏 12 克，桂枝 3 克，红参 10 克，附子 6 克，花椒 3 克。

功效：主治蛔厥，表现为脘腹阵痛，烦闷呕吐，时发时止，得食则吐，甚至吐蛔，手足厥冷，或久痢不止，反胃呕吐，脉沉细或弦紧。

21. 柴胡加龙骨牡蛎汤

少阳病证与少阴病证相兼见于《伤寒论》第 107 条："胸满烦惊，小便不利，谵语。"《医宗金鉴·伤寒论注》："胸满者，热入于胸，气壅塞也。"

组成：柴胡 12 克，龙骨、黄芩、生姜、铅丹、人参、桂枝（去皮）、茯苓各 4.5 克，半夏（洗）6 克，大黄（切）6 克，牡蛎（熬）4.5 克，大枣（擘）6 枚。

功效：主治伤寒往来寒热，胸胁苦满，烦躁惊狂不安，时有谵语，身重难以转侧。

22. 大柴胡汤

少阳病证与阳明病证相兼见《伤寒论》第 103 条："呕不止，心下急，郁郁微烦者，为未解也，与大柴胡汤，下之则愈。"

组成：柴胡15克，黄芩9克，芍药9克，半夏（洗）9克，生姜（切）15克，枳实9克，大枣（擘）4枚，大黄6克。

功效：主治少阳阳明合病，表现为往来寒热，胸胁苦满，呕不止，郁郁微烦，心下痞硬，或心下满痛，大便不解，或协热下利，舌苔黄，脉弦数有力。

《伤寒论》的心烦症涉及整个六经范畴，如太阳经桂枝汤证、大青龙汤证等，阳明经白虎汤证、承气汤证等，少阳经柴胡汤证，少阴经黄连阿胶汤证、吴茱萸汤证等，厥阴经乌梅丸证；还包括太阳经变证如小建中汤、栀子豉汤等以及六经相兼证如柴胡加龙骨牡蛎汤、大柴胡汤等。六经中太阴经虽没有提到具体的方证，但经文中依然有对心烦的论述。以上这些为诊断和治疗心烦提供了较系统的辨证论治体系，其内容非常丰富。在临床上心烦不仅是一个常见症状，而且通过它可以判断疾病的转归和预后，对治疗具有一定的指导作用。

《伤寒论》载："伤寒无大热，口燥渴，心烦，背微恶寒者，白虎加人参汤主之。""阳明病，不吐不下，心烦者，可与调胃承气汤。"少阳病也有心烦喜呕之症。"少阴病，得之二三日以上，心中烦，不得卧，黄连阿胶汤主之。"《类证治裁·烦躁》："伤寒热在表而烦，宜散，桂枝汤。在里而烦，宜下，承气汤。在半表半里而烦，宜和，小柴胡汤。在胸膈以上而烦，宜吐，栀豉汤。其阴寒而烦，则有恶寒蜷卧及下利厥逆、吐蛔之症，宜温，温用四逆汤，蛔用乌梅丸。"如内伤阴虚火动而烦，宜生脉散加生地黄、熟地黄、茯神、酸枣仁。或不得卧而烦，用朱砂安神丸。

第三章

抓主症辨证治疗围绝经期疾病

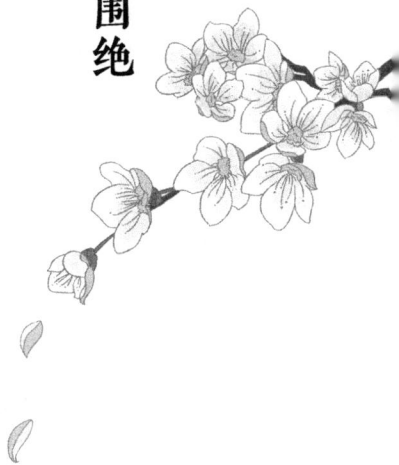

第一节　围绝经期烘汗症

一、概述

围绝经期综合征指妇女绝经前后出现性激素减少或波动所致的一系列精神、心理、神经、内分泌和代谢变化所致各系统症状和体征的综合表现。西医学认为围绝经期综合征烘汗症是围绝经期雌激素水平下降引起的血管舒缩功能障碍，是临床常见病症。围绝经期综合征烘汗症属于中医学"绝经前后诸症""潮热""盗汗"等范畴，围绝经期潮热是由现代医学术语"hot flushes"翻译而来，与中医传统理论中的潮热同词而不同义。《伤寒明理论·潮热》中就有云："若潮水之潮，其来不失其时也。一日一发，指时而发者，谓之潮热。"可见中医名词中的潮热指有规律性的发热，有如潮汐按时而发，按时而止。围绝经期妇女的阵发性发热、面赤实际上同中医烘热这一概念。该词在中医古籍中并无明确记载，散在于"汗证""脏躁""虚劳""年老血崩"等病中，以无规律性、局部阵发性的发热为特点。因临床中对围绝经期潮热一词的公认度更高，故常予以通用，但在中医辨证治疗与认知上应注意区分。

围绝经期综合征烘汗症是围绝经期综合征中出现最早且发病率最高的一种主要症状。烘汗症的发生率具有地域和种族差异，美国发病率为75%，我国大陆的发病率为50.9%，日本为 22.1%，美国女性健康研究项目（SWAN）研究结果显示，体质指数 ≥ 27 千克 / ㎡、吸烟、缺乏运动和社会经济条件差的女性会增加围绝经期潮热的发生率。

二、经方治疗围绝经期烘汗症

《内经》中早有对汗症生理病理的认识，如"阳加于阴，谓之汗""天暑衣厚则腠理开，故汗出""饮食饱甚，汗出于胃；惊而夺精，汗出于心；持重远行，汗出于肾；疾走恐惧，汗出于肝；摇体劳苦，汗出于脾"等精辟论述。《伤感杂病论》则创立了"和方之祖"——桂枝汤，和调营卫，给后人留下了宝贵的经验。

（一）一般认识

围绝经期是每位女性必经的生理阶段，围绝经期综合征是由多个症状组成的一组症候群，它的症状错综复杂，但患者多因其中的一个或两个最苦恼的症状前来就诊，而抓主症、辨证论治是中医治疗的核心。因此，姚美玉教授认为抓主症可以达到纲举目张、事半功倍的目的。

1. 对定义的认识

"阳加于阴谓之汗"，汗乃人体五液之一，是津液代谢的产物，它蕴化于脏腑之中，借助阳气的蒸化，始能泄出于皮肤之外而成。正常的汗液排出能调节人体寒热，沟通内外阴阳，和谐营卫，从而保持人体正常的生理状态。《内经》认为汗液的产生离不开营阴卫阳的相互作用。生理上"营在脉中，卫在脉外"，营阴"和调于五脏，洒陈于六腑"，从而使行于脉外之卫气得以行使"温分肉，充皮肤，肥腠理，司开合"之职能，行于脉内之营气，在卫气的固护下，"行于经隧，常营无已，终而复始"。也就是说，卫阳蒸发营阴化汗，是二者相互联系，保持平衡协调的需要，只有通过腠理之开泄，汗液之排出，卫阳方能宣畅，营血始能畅行，营卫环通，汗出正常，从而维持人体内部阴阳的动态平衡。一旦人体营卫功能失调，必定引起人体阴阳的失衡，从而导致病理性汗出。

围绝经期烘汗症属于病理性汗出的一种，临证往往表现不一，患者常突觉热从胸、颈向脸部潮涌，颜面发红或烘热，大汗淋漓，汗出如珠，汗后畏冷或不冷，反复发作，发无定时，情绪紧张激动时更甚。

2. 对病因病机的认识

姚美玉教授认为围绝经期烘汗症的出现主要责之于天癸竭，肾脏衰，肝失疏泄，阴阳失衡，营卫功能失调。

（1）天癸渐竭，肾气渐衰

肾为水火之宅，蕴含阴精与阳气，是人体一身阴阳之根本。《景岳全书·传忠录·命门余义》云："命门为元气之根，为水火之宅，五脏之阴气，非此不能滋，五脏之阳气，非此不能发。"围绝经期前后，天癸竭，肾气衰，阴精亏少，阳气不足，人体一身之阴阳平衡受到破坏，阴阳失衡，阳气不固，阴不内守，故而发生烘汗。

（2）阴阳失和，营卫失调

太阳为六经之首，为一身之藩篱，主统摄营卫，太阳包括手太阳小肠经、足太阳膀胱经，分别与手少阴心经、足少阴肾经相表里。足太阳膀胱经出走于头、颈，下行人身之背，是人体最长之经脉，也是阳气最旺盛的经脉，太阳之阳气被称为"大阳""巨阳"，太阳经的阳气通于卫气，其形成与肾阳密切相关。《灵枢·营卫生会》有"卫气出于下焦"之说。卫气的运行由下焦而始，借肾阳的蒸腾使卫气"下者必升，其气自下而上，亦犹地气上为云也"（《类经》）。因此，肾阳的虚衰，蒸腾鼓动能力的强弱，直接影响到太阳，影响卫气的形成与运行。女子七七之年，天癸竭，肾脏衰，精气衰少，阴阳失衡，直接影响太阳，影响卫气的形成与运行，使营卫失调，卫气不固，营阴不内守，故而发生烘汗。

（3）肝失疏泄，枢机不利

"少阳主枢"，张景岳言："少阳为枢，谓阳气在表里之间，可出可入，如枢机也。""少阳主枢"是人体表里之枢，阴阳之枢，肝胆疏泄正常，表里、气机、阴阳调和。《黄帝内经·灵枢·五音五味》云："妇人之生，有余于气，不足于血。"女子经孕产乳均以血为用，又数伤于血。而肝藏血，伤于血则肝血亏虚，肝肾同源，精血互生，女子七七之年，天癸竭，肾脏衰，母病及子，疏泄不利，枢机功能失调，表里、气血、阴阳失和，营卫失调。

综上，姚美玉教授认为围绝经期烘汗症的主要病机是天癸竭，肾脏衰，肝失疏泄，阴阳失衡，营卫功能失调。

（二）辨证论治

1.辨证要点及治疗原则

辨证要点：应着重辨明阴阳虚实。姚美玉教授认为烘汗症以虚者多。烘热汗出，汗后不欲加衣，喜凉，属阴虚；汗出畏寒，甚则冷汗淋漓，属阳虚；时而畏寒恶风，时而潮热汗出，属阴阳两虚。但因肝郁、湿热等邪热郁蒸所致者，则属实证。病程久者或病变重者会出阴阳虚实错杂的情况。

治疗原则：虚证当根据证候的不同而治以益气，补血，养阴，调和营卫；实证当疏肝解郁，化湿清热；虚实夹杂者，则根据虚实的主次而适当兼顾。此外，由于烘汗症实证、虚证均以腠理不固、津液外泄为共同病变，故可酌加麻黄根、浮小麦、牡蛎等固涩敛汗之品以增强止汗的功能。

2. 分型及治疗

姚美玉教授认为本病的证候复杂，主要表现为肝郁肾虚，故以柴胡加龙骨牡蛎汤为基础方，随症加减以疏肝益肾，调和阴阳，调和营卫。同时予浮小麦、生姜、大枣等水煎代茶饮。临床分如下证型。

（1）肝郁肾虚，偏肾阴虚型

症状：经断前后，烘热汗出，汗后不欲加衣，喜凉，胸胁胀痛，喜叹息，头晕耳鸣，腰膝酸软，五心烦热，失眠多梦，口干咽燥，或月经周期紊乱，量或多或少，经色鲜红。舌红，苔少，脉弦细数。

治法：补肾疏肝，育阴敛汗。

方剂：柴胡加龙骨牡蛎汤合六味地黄丸加减。

组成：柴胡、桂枝、龙骨、牡蛎、白芍、黄芩、半夏、山茱萸、炒酸枣仁、川芎、知母、牡丹皮、生地黄、泽泻、茯苓、甘草。

（2）肝郁肾虚，偏肾阳虚型

症状： 经断前后，烘热汗出，胸胁胀痛，喜叹息，汗出畏寒，甚则冷汗淋漓，头晕耳鸣，腰痛如折，腹冷阴坠，形寒肢冷，小便频数或失禁，带下量多，月经不调，量多或少，色淡质稀，精神萎靡，面色晦暗，舌淡，苔白滑，脉沉弦细而迟。

治法： 补肾疏肝，壮阳敛汗。

方剂： 柴胡加龙骨牡蛎汤合肾气丸加减。

组成： 柴胡、桂枝、龙骨、牡蛎、白芍、黄芩、半夏、黄芪、熟地黄、山茱萸、茯苓、泽泻、淫羊藿、甘草。

（3）肝郁肾虚，肾阴阳俱虚型

症状： 经断前后，胸胁胀痛，喜叹息，时而畏寒恶风，时而潮热汗出，腰酸乏力，头晕耳鸣，五心烦热。舌淡，苔薄，脉沉弦细。

治法： 补肾疏肝，填精养血。

方剂： 柴胡加龙骨牡蛎汤合二仙汤加减。

组成： 柴胡、桂枝、龙骨、牡蛎、白芍、黄芩、半夏、当归、生地黄、山茱萸、茯苓、知母。

【主方分析】

柴胡加龙骨牡蛎汤及茶饮方，蕴含有小柴胡汤、桂枝汤、牡蛎散、甘麦大枣汤。阴虚者配合六味地黄丸，阳虚者配合二仙汤。

（1）柴胡加龙骨牡蛎汤

柴胡加龙骨牡蛎汤原文载于《伤寒论》。女子年至七七，肾气衰，阻塞了原有的气机升降出入通路，影响了肝胆疏泄功能，在此过程中，由于肾气衰也直接影响了一身"阴平阳秘"的平衡状态，少阳枢机功能受阻，使得阴阳之间不能有序顺接，阳迫于阴而烘热汗出。从五行来解释，肾气衰，母病及子，导致肝胆疏泄不利，枢机功能失调，表里、气血、阴阳失和，营卫失调。该方有和解少阳、通利三焦之效。

（2）小柴胡汤

在《傅青主女科》中讲到小柴胡汤："肝为肾之子，子病则母必有顾复之情。"肝郁则肾亦郁，子病得治，母病亦清。用疏肝的药物来达到通调肾经之郁的目的，可用小柴胡汤以舒肝肾之气，补肝肾之精，肝肾之郁开而精通，肝肾之精旺则水利，从而使得阴阳调和。小柴胡汤疏通少阳及三焦，少阳枢机功能正常，三焦运行之路通畅，内外营卫，表里阴阳协调。

（3）桂枝汤

桂枝汤被称为"群芳之冠"。桂枝汤具有调和营卫的功能，其中重要的配伍药对是桂枝、白芍，两药合用，解表却又不伤阴液，敛阴却又不碍邪外出，在外能通阳以调卫气，在内以敛阴和营气，通调阴阳，调和营卫。

（4）牡蛎散

牡蛎散由黄芪、牡蛎、麻黄根、浮小麦等药组成，有益气敛阴、固表止汗之功。方中用煅牡蛎，咸涩微寒，主入肝肾经，善能收敛固涩，潜纳心阳；浮小麦主入心经，益气养阴，除心烦。诸药相配益气敛阴，潜阳除烦。

（5）甘麦大枣汤

甘麦大枣汤主治妇人脏躁。方中浮小麦为君药，养心阴，安心神，除烦热。甘草和中缓急为臣药。大枣益气和中。三药合用，养心柔肝，使心气充，阴液足，肝气和，肝脏疏泄功能协调，最终达到阴阳调，营卫和。

（6）六味地黄丸

六味地黄丸出自《小儿药证直诀》，本是用来治疗小儿发育五迟，后人多用它来滋补肾阴，女子一生经历经、孕、产、乳等重要人生阶段，数伤于血，致使阴精不足。补肾肝脾之阴，以补肾阴为主，泽泻利水泻肾浊，茯苓渗湿助脾运，牡丹皮清热凉血，诸药合用，于阴中求阳，达到一身阴阳平衡的目的。

（7）二仙汤

二仙汤具有温肾阳、补肾精、泻肾火、调冲任的功效。全方配伍特点是壮阳药与滋阴泻火药同用，主要治疗阴阳两虚的烘汗症。

【小结】

（1）调和阴阳

汗症主要责之于阴阳失衡，营卫失和，肾为一身阴阳之根本，围绝经期天癸竭，元阴元阳功能失调，故营卫功能失调，则汗出；少阳主枢，肝胆互为表里，肝胆协调而主疏泄，为升降之枢，从而能调和内外、阴阳以及表里。肝肾同源，围绝经期肾虚，天癸竭，精亏血少，母病及子，肝失疏泄，加之外界因素干扰，情志不畅，肝胆枢机不利，则营卫失衡，阴阳失调，故而汗出。围绝经期烘汗当疏肝补肾，调和阴阳。病证当察色按脉，先别阴阳。肝郁肾虚，偏肾阳虚者，治以补肾疏肝，壮阳敛汗，方用柴胡加龙骨牡蛎汤合六味地黄丸、淫羊藿加减；肝郁肾虚，偏肾阴虚者，治以补肾疏肝，益阴止汗，方用柴胡加龙骨牡蛎汤合六味地黄丸加减；肝郁肾虚，肾阴阳俱虚者，方用柴胡加龙骨牡蛎汤合六味地黄丸、二仙汤加减。

（2）标本同治

在治疗中依据标本同治的原则，本病看似是汗症的一种，应急则治其标，实则为肾之元阴元阳于女子七七之年衰竭，加之少阳枢机不利，肝主疏泄功能失调，因此补肾疏肝，调整一身之阴阳，调畅气机是根本大法，使得营卫功能协调，同时注意疏肝养心，收敛止汗，标本同治，烘汗症自能缓解。以柴胡加龙骨牡蛎汤加减为主方，其中桂枝汤调和营卫，六味地黄丸补肾填精，小柴胡汤和解少阳，调畅气机，从而达到治本的目的；牡蛎散育阴敛汗，加之甘麦大枣汤宁心除烦，达到治标的目的，合方应用既治标又治本，从而标本同治收到预期的效果。

（3）辨证论治

汗液是一种生理或病理表现，欲辨汗症，当先分正汗、邪汗，其次八纲辨证论治亦为重要，不可盲目见汗止汗。若烘热汗出，汗后不欲加衣，喜凉者多为阴虚；若烘热汗出，汗出畏寒，甚则冷汗淋漓，多为阳虚；若烘热汗出，时而畏寒恶风，时而潮热汗出，则为阴阳两虚。

综上所述，围绝经期烘热汗出症，多在肾虚基础上合并肝、心等诸脏腑功能失衡，治疗上总的治疗原则是补肾疏肝，疏气机，调阴阳，和营卫。

三、病案举例

杨某，女，48岁。

主诉：烘汗1年余，加重1个月。

现病史：2018年患者出现月经先后无定期，烘热汗出，伴随五心烦热，口燥咽干。平素腰冷痛，夜尿频。近1年患者睡眠欠佳，入睡困难，睡则多梦，醒后难以入睡。2019年性激素六项示 FSH：20mIU/mL，LH：10mIU/mL，E_2：45pg/mL，P：0.2ng/mL，PRL：15ng/mL，T：24ng/mL。患者曾就诊外院，给予中药治疗，时有好转，近1个月汗出加重，遂来我院门诊就诊。现患者无明显诱因常突觉热从胸、颈向脸部潮涌，颜面发红或烘热，大汗淋漓，汗后畏冷，汗出后心慌、心悸；晚间手足心烦热，露于被外方可入睡，每于睡醒汗湿衣被，苦恼不已，汗液清冷，畏风。现患者善叹息，喜凉饮，偶有头晕，腰冷痛，夜尿频，排便不畅。舌稍红，苔薄白，脉沉弦细。

中医诊断：围绝经期烘汗症（肝郁肾虚，肾阴阳两虚型）。

处方：柴胡加龙骨牡蛎汤加减。

组成：柴胡10克，黄芩10克，姜半夏10克，桂枝20克，白芍25克，山茱萸20克，山药15克，茯苓15克，龙骨30克，牡蛎30克，麻黄根15克，巴戟天25克，合欢皮25克，熟地黄15克，甘草6克，浮小麦100克，生姜4片，大枣4枚。

14天后患者复诊，自述服药后烘汗明显缓解，偶有口苦，舌红，苔白，脉沉细数。原方加黄芩继服7剂。半月后复诊，随诊烘汗症状消失。

方药分析：患者48岁，正值七七，天癸竭，肾气衰，肾虚为本，以六味地黄丸加减来补肾，达到益精填髓的目的；肾藏精，肾虚则精少，精亏血少，母病及子，肝失疏泄，加之外界因素干扰以致肝郁，用小柴胡汤来和解少阳，助少阳之枢机，从而达到疏肝调畅气机的目的。营气与卫气皆由水谷精微所化生，营气作用为营养全身和化生血液；卫气作用为防御外邪，温养全身，调控腠理。卫气功能失常多表现为恶风寒、自汗出等症。围绝经期天癸竭，肾气虚弱，肾阳不足，不能温煦卫阳，卫气虚弱，卫阳之气不固，营阴之液漏于外，而出现汗出，选用桂枝汤调和营卫，加之牡蛎散敛阴止汗以及甘麦大枣汤来宁心安神。随着科技进步和社会的发展，工作压力和社会压力也增大，围绝经期综合征的症状呈现复杂化，姚美玉教授在临床工作中经常教导我们要善于抓主症，才能纲举目张，达到事半功倍的效果。

四、经典回顾

张仲景在《伤寒论》及《金匮要略》中对汗症早有论述，现列举出条文，探讨治疗汗症的方法。

1.发汗解肌，调和营卫——桂枝汤

《伤寒论》第12条云："太阳中风，阳浮而阴弱，阳浮者，热自发，阴弱者，汗自出。啬啬恶寒，淅淅恶风，翕翕发热，鼻鸣干呕者，桂枝汤主之。"第54条云："病人脏无他

病，时发热，自汗出，而不愈者，此卫气不和也，先其时发汗则愈，宜桂枝汤主之。"第53条云："病常自汗出者，此为荣气和，荣气和者，外不谐，以卫气不共荣气和谐故尔，以荣行脉中，卫行脉外，复发其汗，荣卫和则愈，宜桂枝汤。"病常自汗出的原因，不是由于在脉内的荣气，而是由于在脉外的卫气与荣气不和所致。荣自行于脉内，卫自行于脉外，卫失荣则不固，荣失卫则不守，故形成经常自汗出的症状。桂枝汤具有解肌发表、调和营卫的作用，故服之则营卫和而愈。方中桂枝为君，助卫阳，通经络，解肌发表而祛在表之风邪；白芍为臣，益阴敛营，敛固外泄之营阴。桂芍等量合用，一治卫强，一治营弱，散中有收，汗中寓补，使表邪得解，营卫调和。

2. 平调阴阳，调和营卫——桂枝加龙骨牡蛎汤

《金匮要略·血痹虚劳病脉证并治》云："夫失精家，少腹弦急，阴头寒，目眩（一作目眶痛）。发落，脉极虚芤迟，为清谷、亡血、失精。脉得诸芤动微紧，男子失精，女子梦交，桂枝加龙骨牡蛎汤主之。"该方由桂枝汤加龙骨、牡蛎变化而来，桂枝汤调和营卫，龙骨性平，味涩能敛，《神农本草经》谓其能"养精神，定魂魄，安五脏"，可治心腹烦满、汗出、夜卧自惊等症。牡蛎味咸，性微寒，同样有收涩固脱作用，如《注解伤寒论》云："涩可去脱，龙骨、牡蛎之涩，以收敛浮越之正气。"龙骨、牡蛎常相须而用，二者"为血肉有情之品，能摄纳飞越之阳气，能收敛簸摇之阴气"，平调阴阳且无敛邪之弊，故此方除了治疗肾虚遗精、梦交外，还常用于治疗自汗、盗汗等。

3. 疏利少阳，调和营卫——柴胡加龙骨牡蛎汤

柴胡加桂枝龙骨牡蛎汤载于《伤寒论》："伤寒八九日，下之，胸满烦惊，小便不利，谵语，一身尽重，不可转侧者，柴胡加龙骨牡蛎汤主之。"本方主治伤寒往来寒热，胸胁苦满，烦躁惊狂不安，时有谵语，身重难以转侧，是由小柴胡汤加龙骨、牡蛎组成，同时又蕴含桂枝汤。小柴胡汤和解少阳，疏利肝胆气机；桂枝汤调和营卫，故组方能疏利少阳，调和营卫。

第二节　围绝经期心烦

一、概述

中医学对围绝经期综合征心烦虽未有专著，但也早有论述，该病可归纳为"经断前后诸证"的范畴，也见于中医的情志病，"百合病""脏躁""郁证""惊悸""惊恐"等范畴。近代医家通过对前人经验的总结，对绝经前后情志等改变进行了统一的命名，将其命名为"经断前后诸证"。"经断前后诸证"在《中医妇科学》中指妇女在绝经前后，出现烘然而热，面赤汗出，烦躁易怒，失眠健忘，精神倦怠，头晕目眩，耳鸣心悸，腰背酸痛，手足心热，或伴有月经紊乱等与绝经有关的症状，又称"绝经前后诸证"。

围绝经期综合征心烦相当于西医学的围绝经期焦虑症、

围绝经期抑郁症，其皆属于情绪障碍范畴，是临床常见的病症。世界卫生组织最新统计显示，全球抑郁症和恶劣心境者患病率高达 12.8%，并预测到 2020 年全球第二位疾病将为抑郁症。据报道，围绝经期焦虑抑郁症状整体发生率为 31.69%。患者在围绝经期焦虑、抑郁情绪下，逐渐不能积极生活与工作，拒绝与人接触，长时间情绪低沉，容易加重焦虑、抑郁等症状，甚至危及生命。西医着眼于运用绝经激素疗法（MHT）或抗抑郁药物治疗以缓解症状，但此类药物可能会出现眩晕、嗜睡、代谢异常、残留镇静作用及剂量相关的记忆障碍等不良反应，长期运用还可能会产生药物依赖、上瘾甚至大剂量服用亦无法奏效。随着生活水平的提高，人们对于围绝经期越来越重视，大多患者了解了中医中药的独特优势后，转求中医治疗。中医治疗该病的优势有内服方便，传统经方，辨证施治，不良反应少，有效减少西药剂量，降低西药副作用，患者易接受，患者依从性好。遂此研究有一定的价值。

二、经方治疗围绝经期心烦

情志病在古代书籍中多有记载，《黄帝内经》提到"郁极乃发，待时而作"。张仲景在《伤寒杂病论》中提到"胸胁苦满，嘿嘿不欲饮食，心烦喜呕，或胸中烦而不呕……或心下悸"。《金匮要略》中记载："百合病者……意欲食复不能食，常默默，欲卧不能卧，欲行不能行，饮食或有美时，或有不用闻食臭时，如寒无寒，如热无热，口苦，小便赤。""喜悲伤，欲哭，象如神灵所作，数欠伸。"上述皆为对于情志病的描述。此外，

《金匮要略》中对于"脏躁""奔豚气""百合病"等情志病的病因病机、理法方药都有其独到的论述。

（一）一般认识

姚美玉教授认为围绝经期心烦病因病机为肝郁肾虚为本，天癸竭，以阴阳失衡为主，病位在心。

1. 肝郁肾虚为本

《素问·上古天真论》云："女子七岁，肾气盛，齿更发长；二七而天癸至，任脉通，太冲脉盛，月事以时下，故有子；三七，肾气平均，故真牙生而长极……七七，任脉虚，太冲脉衰少，天癸竭，地道不通，故形坏而无子也。"《灵枢·天年》指出："五十岁，肝气始衰。"围绝经期女性的肾精肝气逐渐衰退，冲任气血亏损，阴阳失调，而肾为五脏六腑之根，肾虚影响五脏功能。叶天士认为"女子以肝为先天"，刘奉五曾指出"肝为五脏六腑之贼"，肝为刚脏，体阴而用阳，主升主动，肝主疏泄。这表明围绝经期女性发病的原因为肝郁肾虚。

2. 天癸竭，阴阳失衡

天癸直接参与男女的生殖生理活动，同时天癸藏元阴而寓元阳，陈良甫曰："女子二七而天癸至，天谓天真之气，癸为壬癸之水，壬为阳水，癸为阴水。"故天癸源于先天肾气，受后天水谷精微的滋养，其内蕴阴阳，阴阳消长变化运动，策动生殖功能的发展。天癸阴阳消长转化的周期节律决定月经来潮的节律。月经节律性的周期演变，正是天癸阴阳互根消长的外在表现。天癸内蕴阴阳，对立统一，互根消长，没有这种消长对抗运动就没有转化统一的节律变化，也就不可能形成健康的月经周期节律。故对天癸属阴精的物质性来说，可以理解为"元阴"；对天癸的功能上的动力作用，可以理解为"元气"，明确了天癸是物质与功能、阴与阳的统一体。综上所述，天癸为禀于先天，内蕴阴阳，阴阳互根消长，具有生生之机，推动人的生殖活动的一种物质。人体发育到一定时期，肾气旺盛，天癸逐渐成熟，在妇女生理活动中，始终对冲、任、胞宫起作用。女子七七之年天癸竭，肾中阴精阳气衰少，易因体质或邪气干扰，阴阳失衡而致病。

3. 病位在心

心为君主之官，心神安宁，则一身得安。心神不宁，则一身失调，各不相安。《素问·灵兰秘典论》云："凡此十二官者，不得相失也。故主明则下安，以此养生则寿，殁世不殆，以为天下则大昌。主不明则十二官危，使道闭塞而不通，形乃大伤，以此养生则殃，以为天下者，其宗大危，戒之戒之。"《医宗金鉴》指出："脏，心脏也。若为七情所伤，则心不得静，则神燥扰不宁也。"另外，《金匮要略》明确提出："邪哭使魂魄不安者，血气少也；血气少者，属于心，心气虚者，其人则畏，合目欲眠，梦远行而精神离散，魂魄妄行。"说明本病病位在心，心主神志，心藏神功能紊乱可致心烦。

姚美玉教授认为本病的病位主要在心，与肝、肾、脾胃功能关系密切。心与肝的关系主要表现在行血与藏血以及精神调节两个方面，在精神调节方面：心藏神，主宰意识、思维、情感等精神活动；肝主疏泄，调畅气机，维护情志的舒畅。心肝两脏相互为用，共同维持正常的精神活动。心与肾在生理上的联系主要表现为心肾相交，有水火既济、精神互用、君相安位。心居上焦属阳，在五行中属火，肾居下焦属阴，在五行中属水，肾若无心火之温煦则水寒，心无肾阴之凉润则火炽引发心烦等一系列症状。饮食入胃，经脾胃的运化，吸收其精华，然后传输至心肺，化生气血输布全身；若脾气虚则推动乏力，无以润泽心肺，则心肺功能易受到影响从而引发一系列症状。

（二）辨证论治

1. 辨证要点及治疗原则

姚美玉教授认为，围绝经期心烦的病机以肝郁肾虚，心神失养为主，临证或寒或热，辨证应先辨阴阳，再别脏腑。烦热、舌红、脉数者属阴虚；四肢不温、喜温怕冷者属阳虚；虚烦伴有胸脘痞闷者属肾阴亏损，水不涵木，心肝血虚；五心烦热、头晕耳鸣者属肾阴不足，水不济火，心肾不交；心下悸动、畏寒肢冷者属肾阳不足，失于温煦，心肾阳虚；心烦支满、肢冷便溏者属肾阳不足，失于温煦，脾肾阳虚。治疗以舒肝益肾，养心安神为主，阴虚者清热滋阴，阳虚者温通阳气，调和阴阳，标本兼治。

2. 分型及治疗

姚美玉教授认为本病的证型复杂，主要以肝郁肾虚，阴阳失调为主，其中根据患者的临床表现总结出兼杂的其他证型具体如下。

（1）肝郁肾虚，郁火扰心证

症状：以心中懊恼、虚烦失眠为主，兼见腰膝酸软，头晕耳鸣，胸胁胀闷，急躁易怒，口干口苦，不欲饮食，便秘溲赤等。舌质红，苔微黄，脉弦数。

治法：疏肝益肾，清热除烦。

处方：柴胡加龙骨牡蛎汤合栀子豉汤加减。

组成：柴胡10克，牡丹皮10克，白芍25克，龙骨25克，牡蛎25克，黄芩15克，半夏10克，当归15克，栀子10克，茯苓15克，合欢皮25克，淫羊藿25克，淡豆豉15克，生地黄15克，山茱萸15克，甘草10克。

（2）肝郁肾虚，心肾不交证

症状：以心烦为主，兼见五心烦热，入睡困难，心悸多梦，烦躁易怒，胁肋胀痛，腰膝酸软，头晕耳鸣，咽干少津等。舌红少苔，脉弦细数。

治法：疏肝益肾，养阴除烦。

处方：柴胡加龙骨牡蛎汤合六味地黄丸加减。

组成：柴胡10克，山茱萸15克，白芍25克，龙骨30克，牡蛎25克，黄芩10克，半夏10克，茯苓25克，生地黄25克，山药25克，泽泻15克，远志15克，淫羊藿15克，麦冬15克，五味子15克，甘草10克。

（3）肝郁肾虚，心肾阳虚证

症状：以心下悸动，胁肋不舒，烦躁不安为主，兼见形寒肢冷或肢体浮肿，小便不利，神疲乏力，腰膝酸冷，舌淡暗，脉沉细或沉弦无力。

治法：疏肝补肾，温通心阳。

处方：柴胡加龙骨牡蛎汤加减（含桂甘龙牡汤）。

组成：柴胡10克，桂枝25克，白芍25克，龙骨30克，牡蛎30克，黄芩10克，半夏10克，茯苓25克，丹参20克，女贞子20克，淫羊藿15克，薤白15克，远志15克，甘草10克。

（4）肝郁肾虚，心脾阳虚证

症状：以心烦悸动为主，兼见胸胁支满，目眩心悸，四肢乏力，大便稀溏，畏寒怕凉，腰膝冷痛，舌淡暗，或舌体胖大，脉沉缓或沉弦。

治法：补肾健脾，温阳化饮。

处方：柴胡加龙骨牡蛎汤合苓桂术甘汤加减。

组成：柴胡10克，桂枝25克，白芍25克，龙骨30克，牡蛎30克，黄芩10克，半夏10克，茯苓25克，白术20克，丹参20克，淫羊藿25克，甘草10克，当归15克，远志25克。

3. 方药分析

柴胡加龙骨牡蛎汤出自《伤寒论》第107条："伤寒八九日，下之，胸满烦惊，小便不利，谵语，一身尽重，不可转侧者，柴胡加龙骨牡蛎汤主之。"主治伤寒往来寒热，胸胁苦满，烦躁惊狂不安，时有谵语，身重难以转侧者。方中柴胡、桂枝、黄芩和解表里，治寒热往来、身重；龙骨、牡蛎、铅丹重镇安神，治烦躁惊狂；半夏、生姜和胃降逆；大黄泻里热，和胃气；茯苓安心神，利小便；人参、大枣益气养营，扶正祛邪。诸药共成和解泄热、镇惊安神之功。现临床常用本方治疗神经官能症。围绝经期这一特殊生理时期，女性身体以及心理都有很大的变化，卵巢功能退化，雌激素水平下降，内分泌水平失衡，身体形态发生改变，再加之中年女性承受家庭以及社会的压力，心理情绪低落，烦躁易怒。故姚美玉教授取其清肝安神之功，以此方为主方配伍一些补肾药物治疗围绝经期心烦。

栀子豉汤出自《伤寒论》第 76 条："发汗后，水药不得入口为逆，若更发汗，必吐下不止。发汗吐下后，虚烦不得眠；若剧者，必反复颠倒，心中懊恼，栀子豉汤主之。"第 77 条曰："发汗，若下之，而烦热，胸中窒者，栀子豉汤主之。"第 78 条曰："伤寒五六日，大下之后，身热不去，心中结痛者，未欲解也，栀子豉汤主之。"第 228 条云："阳明病下之，其外有热，手足温，不结胸，心中懊恼，饥不能食，但头汗出，栀子豉汤主之。"第 375 条云："下利后更烦，按之心下濡者，为虚烦也，宜栀子豉汤主之。"第 221 条云："若下之，则胃中空虚，客气动膈，心中懊恼，舌上胎者，栀子豉汤主之。"本方主治虚烦失眠、胸闷结痛者。条文记载都是因误下伤阴而致，但临床也可用于阴虚内热。方中栀子善清三焦之热，配伍淡豆豉增强其除烦之性；栀子苦寒泄热，降中有宣，淡豆豉体轻气寒，升散调中，宣中有降，两药合用，共奏清热除烦之功。柴胡加龙骨牡蛎汤合栀子豉汤加减，既能够疏肝以降肝火，又能够除烦清心火，再补肾阴之虚，共奏疏肝补肾、清热除烦之功。

六味地黄丸出自钱乙的《小儿药证直诀》："仲阳意中，谓小儿阳气甚盛，因去桂附而创立此丸，以为幼科补肾专药。"即将《金匮要略》中的肾气丸去桂枝、附子而成。而此方现今也广泛用于成人，为治疗肝肾阴虚的基础方。方中重用熟地黄滋阴补肾，填精益髓，为君药。山茱萸补养肝肾，并能涩精，取"肝肾同源"之意；山药补益脾阴，亦能固肾，共为臣药。三药配合，肾肝脾三阴并补，是为"三补"，但熟地黄用量是山茱萸与山药之和，故仍以补肾为主。泽泻利湿而泄肾浊，并能减熟地黄之滋腻；茯苓淡渗脾湿，并助山药之健运，与泽泻共泻肾浊，助真阴得复其位；牡丹皮清泄虚热，并制山茱萸之温涩。三药称为"三泻"，均为佐药。六味合用，三补三泻，其中补药用量重于"泻药"，是以补为主；肝、脾、肾三阴并补，以补肾阴为主。柴胡加龙骨牡蛎汤合六味地黄丸加减，壮水之主以制心火，使心火下降温煦肾水，从而交通心肾，脏腑安和。

桂枝甘草龙骨牡蛎汤出自《伤寒论》第 118 条："火逆，下之，因烧针烦燥者，桂枝甘草龙骨牡蛎汤主之。"本方主治心阳虚烦躁证，《伤寒贯珠集》认为"桂枝、甘草，以复心阳之气；牡蛎、龙骨，以安烦乱之神"。柴胡加龙骨牡蛎汤合桂甘龙牡汤加减，调畅气机，温通心阳，益火之原而消阴翳。

苓桂术甘汤出自《伤寒论》第 67 条："伤寒若吐若下后，心下逆满，气上冲胸，起则头眩，脉沉紧，发汗则动经，身为振振摇者，茯苓桂枝白术甘草汤主之。"《金匮要略·痰饮咳嗽病脉证并治》云："心下有痰饮，胸胁支满，目眩，苓桂术甘汤主之。""夫短气，有微饮，当从小便去之，苓桂术甘汤主之，肾气丸亦主之。"本方主治脾阳不足，痰饮内停。方中重用甘淡之茯苓健脾利水，渗湿化饮，既能消除已聚之痰饮，又能治生痰之源。饮为阴邪，得温则散，而温药能发越阳气，开宣腠理，通行水道，故配桂枝温阳化气，桂枝尚可平冲降逆。苓、桂相合，为温阳化气、利水平冲之常用组合。痰饮来源于脾，治痰不理脾胃非其治也，故伍白术健脾燥湿，苓、术相须，为健脾祛湿的常用组合，桂、术同用，也是温阳健脾的常用组合。炙甘草用于本方，其用有三：一可合桂枝以辛甘化阳，以襄助温补中阳之力；二可合白术益气健脾，培土以利制水；三可调和诸药。柴胡加龙骨牡蛎汤合苓桂术甘汤加减，抑肝扶脾，健脾化饮，温通阳气，共奏补肾健脾、温阳化饮之功。

【小结】

围绝经期心烦以肝郁肾虚，心神失养为主，兼有阴阳、脏腑失调，治疗以疏肝益肾，养心除烦为主，根据临床证候灵活配伍清热、宁心、温阳、健脾等方剂，调畅枢机，调和阴阳，调理脏腑，从而达到标本兼治的目的。

三、病案举例

【病案1】

闫某，女，47岁，佳木斯人。

主诉：心中烦乱、焦虑不安10天。

现病史：患者14岁月经初潮，月经28~32天一行，4~5天止，近2~3年无明显原因出现月经周期紊乱，或先或后，或时有崩漏，并出现烘热汗出，经治疗诸症好转。患者10天前因工作变故出现心中烦乱，焦虑不安，甚则哭泣，两目干涩，神疲乏力，腰膝酸软，寐少多梦，自觉烦热，饮食欠佳，舌淡，苔薄白，脉弦细。

孕产史：孕2流1产1，2008年人工流产一次。

辅助检查：性激素六项示FSH27mIU/mL，LH16mIU/mL，PRL20.66ng/mL，$E_2$392.00pg/mL，P0.7ng/mL，T20.5ng/mL。

心电图示大致正常心电图。

中医诊断： 经断前后诸证（肾虚肝郁，阴阳失和）。

西医诊断： 围绝经期综合征。

治法： 补肾疏肝，调和阴阳。

处方： ①柴胡10克，桂枝10克，白芍25克，龙骨30克，牡蛎30克，黄芩10克，党参25克，合欢皮25克，川芎10克，半夏10克，甘草15克，淫羊藿30克，牡丹皮10克，女贞子25克。水煎服。②水煎代茶饮：浮小麦30克，大枣5枚，百合10克，生姜3片。

二诊： 患者用药后诸症均减轻，仍有心中烦乱、夜寐不实之症，烦热稍减轻，舌脉同前。

处方： 继续服用前方7剂，用法同前。

三诊： 患者药后自觉诸症渐无，现心情良好，饮食尚可，睡眠转佳，无神疲乏力。

处方： 继续服用前方5剂后停药。

按语： 该患平素月经规律，在经水停闭前后，机体随着肾中包含的精气的衰少出现由盛渐衰的生理病理过程，天癸渐竭，冲任亏虚，生殖功能下降，故出现月事错乱等一系列症状。肾虚则腰膝酸软；肝郁则双目干燥，心中烦乱而焦虑，甚至出现哭泣；阳不入阴可见寐少多梦；肝郁克脾致神疲乏力，饮食欠佳。纵观舌脉皆为肾虚肝郁，阴阳失和之证。故治疗以柴胡加龙骨牡蛎汤与甘麦大枣汤为主方，柴胡、黄芩调和少阳胆经，加入一味半夏可达辛开苦降之效；桂枝、白芍、甘草、生姜体现了辛甘化阳、酸甘化阴之意；龙骨、牡蛎镇惊安神；合欢皮、百合养心润肺以安神；牡丹皮清热除烦；淫羊藿既可补肾阳又可防止方中药物寒凉太过；女贞子补肝肾阴；甘草、浮小麦、大枣调和阴阳。全方使阴阳调和，症状全无。

【病案 2】

郑某，女，51 岁，哈尔滨人。

主诉：停经半年余，心烦 1 月余。

现病史：患者 15 岁月经初潮。月经 33 天一行，经期 5~7 天，现停经半年余。患者 1 月前与邻居发生矛盾后出现心烦易怒，失眠多梦，兼见胁肋胀痛，胸脘痞闷，腰酸腿软，纳谷不馨，便秘，舌红，苔微黄，脉弦细数。

孕产史：孕 1 产 1。

辅助检查：今日查心电图示大致正常心电图。

中医诊断：经断前后诸证（肾虚肝郁，阴阳失和，郁热内扰）。

西医诊断：围绝经期综合征。

治法：补肾疏肝，调和阴阳，清热除烦。

处方：①柴胡 10 克，桂枝 15 克，白芍 25 克，龙骨 30 克，牡蛎 30 克，黄芩 10 克，栀子 10 克，半夏 10 克，甘草 15 克，淫羊藿 15 克，生白术 20 克，淡豆豉 20 克，知母 10 克，生地黄 15 克，女贞子 20 克。水煎服。②水煎代茶饮：浮小麦 30 克，大枣 5 枚，百合 10 克，生姜 3 片。

二诊：服上方 7 剂后，患者胸脘痞闷、纳谷不馨症状消失，余症减轻，舌淡红，苔薄白，脉弦细。

处方：前方去栀子、淡豆豉，继续服用中药 7 剂。用法同前。

三诊： 药后诸症渐无，心情舒畅。

处方： 前方继续服用5剂后停药。

按语： 姚美玉老师认为该患者为围绝经期肝肾亏虚，阴阳失调，恰逢情志不遂，郁而化热，故导致无形邪热扰于胸膈，可见心烦易怒、失眠多梦、胸脘痞闷、纳谷不馨。肾虚可见腰酸腿软，肝郁可见胁肋胀痛，肝郁克脾，故见便秘。舌红，苔微黄，脉弦细数皆为肾虚肝郁，阴阳失和，郁热内扰之征象。故治疗采用柴胡、黄芩、半夏调和枢机不利；桂枝、白芍、甘草、生姜调和阴阳；龙骨、牡蛎镇惊安神；淫羊藿益肾阳；女贞子补肝肾阴；白术补气健脾；知母、生地黄滋肾坚阴，淡豆豉、栀子清热以除烦；甘草、浮小麦、大枣调和阴阳。诸药共用，以补肾疏肝，调和阴阳，清热除烦。即"阴平阳秘，精神乃治"。

四、经典回顾

详见妊娠心烦。

第三节　围绝经期失眠

一、概述

不寐是以经常不能获得正常睡眠为特征的一类病症，是应入睡而不能入睡的一种伤神疾病，或不能如愿入睡、入睡困难，或睡眠时间、深度的不足，或寐而不酣，或重则彻夜不寐，对人们的工作、生活、身体有不良影响。围绝经期失眠专指妇女在围绝经期间以不寐为主要临床症状，兼全伴或偶伴烘然而热，面赤汗出，烦躁易怒，精神倦怠，头晕目眩，耳鸣心悸，腰酸，手足心热或月经紊乱等一系列绝经综合征的症状。

围绝经期女性睡眠障碍发病率较高，据调查显示，28%~64%的围绝经期女性有睡眠障碍。目前我国约有1/5女性步入围绝经期，此期可能不仅会出现躯体不适症状，还会有神经精神症状，其中失眠的发生率可达70.6%。失眠在围绝经期患者中的发病率逐年升高，且反复发作，已经成为困扰许多围绝经期妇女的主要因素。睡眠问题不仅会降低人体免疫力，还会增加围绝经期女性冠心病周期性发作的危险，加重与年龄有关的慢性疾病的严重程度，后期会加重家庭及社会的医疗负担，长期的睡眠障碍会使人们的身心受损，这些均会降低围绝经期妇女的生活质量。

二、经方治疗围绝经期失眠

关于失眠，在古籍中多有记载。汉代张仲景在《伤寒论》及《金匮要略》中就记载了用黄连阿胶汤、酸枣仁汤、栀子豉汤、桂枝加龙骨牡蛎汤等治疗失眠，至今临床仍有应用价值。同时还有《校注妇人良方》中的天王补心丹，《三因极一病证方论》中的温胆汤及吴昆、李杲等提出的朱砂安神丸。因姚美玉教授认为围绝经期失眠主要责之于天癸衰竭、阴阳失交、营卫失调、五脏功能失常，故多选用柴胡加龙骨牡蛎汤及酸枣仁汤等方剂以补肾滋阴，养心安神。

（一）一般认识

姚美玉教授认为围绝经期失眠病位在心，天癸衰竭，肾虚为本，肝郁为首，与脾相关。病机为阴阳失交、营卫失调、五脏功能失调，病理上多表现为虚、瘀、火、痰等。

1. 阴阳失调

一天之中有昼夜晨昏的节律变化，人体之阴阳顺应自然规律，也有阴阳消长之节律变化。白昼阳气渐长，黄昏时则阳气渐消，夜晚则阳气深潜于阴，阳入于阴则安眠。睡眠和觉醒就是阴阳消长的变化过程。阳入于阴则寐，阳出于阴则寤，阴阳调则寤寐安。《灵枢·口问》云："阳气尽阴气盛，则目瞑，阴气尽而阳气盛，则寤矣。"若人体的阴阳失调，就会产生多种睡眠障碍问题。祖国医学认为天癸是影响生长、发育和生殖的先天之真阴。处于七七特殊之时的围绝经期女性，冲任功能逐渐衰退，任脉虚，太冲脉衰少，天癸将竭，真阴衰少，又夜以阴为主，阴气盛则闭目而卧安，真阴虚少则阳无以入阴，阴阳失交则难寐；真阳不足，火不暖土，诸脏阳气不足，无力激发和推动机体的正常活动，水湿内停，形成痰、饮、瘀血等病理产物，烦扰心神而不眠。总之，绝经期前后女性天癸将竭，真阴真阳渐衰，破坏了机体原有的阴平阳秘的协调状态，阴阳失调则不寐。

2. 营卫不和

卫行脉外，性彪悍，其有司眼睑开合的作用。营行脉内，参与构成了血液，而血液为神志活动的物质基础。人体的正常睡眠需要营卫的有序运行，营卫之气循环无端昼夜周流。《灵枢·营卫生会》云："卫气行于阴二十五度，行于阳二十五度，分为昼夜，故气至阳而起，至阴而止。"《灵枢·大惑论》云："夫卫气者，昼日常行于阳，夜行于阴，故阳气尽则卧，阴气尽则寤。"因此，卫出于营则觉醒，卫入于营则安然入睡。卫气属阳，白天行于阳分体表，神出于目，则人睁眼，处于觉醒状态；夜晚卫气行于阴分，进入五脏周流，则人目闭，进入睡眠状态，并由跷脉纳卫气，司目开与目闭。营在脉中，卫在脉外，相贯而行，营卫之气循行正常，阴阳相交，人的睡眠才能正常。若营卫循行失度，阴阳不交，则导致睡眠失常。《灵枢·营卫生会》曰："……老者之气血衰……其营气衰少，而卫气内伐，故昼不精，夜不瞑。"女子七七处于围绝经之期，营血衰少而卫气内伐，卫气独守于外而行于阳，难以入于阴。卫气行于阳则阳气盛，阳盛无以入阴，阴虚则失眠。或营虚不能濡养心神，则心神不安；或卫弱不能司眼睑开合亦或营卫俱损而循行有异，不循常道，阴阳不交则导致不寐。围绝经期阳气渐衰，阳气的温煦和化生不足，则阴液更显缺乏，阴阳失衡，脏腑气血无以协调，而致阴虚火旺，则更加重了营卫失和的病理状态。另外，若外邪侵袭，卫气对外御邪，难以内守神气，可能会加重失眠问题。

3. 天癸渐衰，五脏失和，心不藏神

《素问·上古天真论》云："女子七岁……七七任脉虚，太冲脉衰少，天癸竭，地道不通，故形坏而无子。"围绝经期女性正值七七特殊时期，七七之年（五十岁左右）肾气逐渐衰退，冲任二脉虚衰，以肾虚为主。肾中阳气亏虚，心神衰惫，难以维持睡眠，可致不寐。肾气耗散，则心无所倚，神无所归，而睡卧不安。阳虚水停，水饮凌心，扰动神明，也可致失眠；心主神志，与睡眠关系密切。心血心阴充养心神，心阳温运心神，心气鼓动心神，心神得养得运而昼夜功能正常，夜间神静而安眠。肾阴不足，肾水不能上济于心，心肾不交，心阳独亢，火扰心神，使睡眠不安。肝肾同源，肾阴不足，则肝阴无源，肝阳无制，扰动心神也为不寐，多梦。《灵枢·天年》曰："五十岁，肝气始衰，肝叶始薄。"指出肝不足在本病发病中亦是主导原因之一。此期妇女已经历经孕、产、乳，数伤于血，女子以血为本，此时肝血亏虚，不能充养心脉，心神不得安养而不寐。又因肝血虚及肝阴虚，而肝之阳气易于亢逆，常出现肝主疏泄功能失职，肝气疏泄太过易出现气机亢逆或肝阳上亢，阳偏盛，而阴偏衰，阳盛不入阴而失眠。金元四大家李东垣曾说过"百病皆由脾胃衰而生"。《张氏医通·不得卧》中指出"年高心血衰不寐"。围绝经期妇女随着年龄的增长，肾气亏虚，脾胃功能减弱，气血化生不足，无以奉养于心神则夜不能寐，脾胃不调，可能会出现聚湿生痰的现象，痰郁化火，扰乱心窍也可导致或加重失眠的发生。综上所述，睡眠与五脏功能密切相关，五脏和则睡眠安，五脏失和就会出现睡眠问题。众多中医学家认为围绝经期失眠的主要病位在心，与肾、肝、脾三脏密切相关。

4. 情志因素致病凸显

围绝经期妇女因处于家庭、社会、工作等多方面转换的阶段，面对父母年老多病甚至过世，子女读书、婚嫁、就业问题等多重问题，必将承受更多的社会压力，容易出现情绪低落。加之围绝经期女性本身的生理、体形、容貌的变化，更容易导致心理和生理上的各种健康问题，易五志过极。喜怒哀乐等情志过极或情志不遂，暴怒伤肝，肝气郁结，气郁日久可化火，火热上扰，邪火扰动心神，心神不宁，神不安而不寐，可出现心烦难眠，或入睡后易醒，善太息，抑郁寡欢；肝气郁结，肝失疏泄，气失条达，津液不布，脾主升清功能失常，聚成水湿痰饮，又因气滞血瘀，气不行津，津液代谢异常导致痰湿等病理产物，亦成为失眠的原因。另外，气滞导致气不能载血达心以养神，心神失养则失眠；或由五志过极，心火内炽，扰动心神而不寐；或由喜笑无度，心神涣散而不寐；或由暴受惊恐，导致心虚胆怯，神魂不安，夜不能寐。另一方面失眠患者常因对睡眠质量不满意而有烦躁易怒、心烦郁闷或寡语少言或喜怒无常、郁郁寡欢等情绪障碍，也是引发围绝经期妇女不寐的危险因素。

5. 脑髓不足

脑为奇恒之腑，脑为元神之府，精神为头脑所主。"诸髓者皆属于脑"，脑为髓聚而成。而肾藏精，肾中的精气化而为髓，上通于脑，主要依靠督脉等经络相连通。脑髓汇聚精气，内藏元神，与心气相通，上注于目而为之精。围绝经期天癸衰竭，肾精不足，髓源匮乏，脑髓不足，则神失所养，神不安宁而不能安然入睡。

姚美玉教授认为睡眠活动需要机体各脏腑的协调合作，气血津液的正常运行与充养，营卫有序循行其道，阴阳调和。睡眠由心所主的心神所统，心对睡眠活动具有主宰和调节作用。从心神与睡眠角度分析，失眠的病因大致有二：一为脏腑虚衰，心神失养，心神不荣则神疲而不寐；二为心神被邪所扰，心神不宁则卧不安。从阴阳整体论寤寐，夜晚阳入于阴则安卧，白昼阳出于阴而觉醒。从此角度分析，失眠缘由有四：一为阴液亏虚，无力固敛阳气，而致阳气浮越于外引起失眠；二为阳气亢盛，独行于外而不入阴致失眠；三为阴阳两虚，原有的阴平阳秘状态被扰乱，阴阳失衡，阴阳不交而失眠；四为邪阻，阴阳交合之道被有形或无形的病理产物如痰、饮、郁、瘀等所阻，阴阳不能相交致失眠。围绝经期女性天癸将竭，冲任空虚，肾气渐衰，肾之阴阳俱虚，阳虚心神不荣浮越于外，精血不足，心神失养，由此可知天癸将竭、肾虚为围绝经期失眠的根本原因。肝肾同源，又女子以血为用，绝经前后女性经历经、孕、产、乳，数伤于血，肝血亏虚，心神失养，肝阴不足，肝之疏泄功能失调，加之此期家事琐碎易致情志不遂，肝气不舒，肝气郁久易化热生痰而扰神加重失眠。肝为心之母，肝主疏泄功能失调，则影响心藏神的功能，导致不寐。脾胃运化失司，气血化生无源，无以濡养心神，运化失常，日久又易产生湿、食、痰、瘀等病理产物扰动心神引起失眠。

（二）辨证论治

1. 辨证要点及治疗原则

围绝经期失眠主要从辨脏腑及辨虚实两方面辨证。在辨脏腑中，失眠的主要病位在心，由于心神失养或不安，神不守舍而失眠，但与肾、肝、胆、脾、胃的阴阳气血失调相关。如急躁易怒而失眠，多为肝火内扰；遇事易惊，多梦易醒，多为心胆气虚；面色少华，肢倦神疲而失眠，多为脾虚不运，心神失养；嗳腐吞酸，脘腹胀满而失眠，多为胃腑宿食，心神被扰；胸闷，头重目眩，多为痰热内扰心神；心烦心悸，头晕健忘而失眠，多为阴虚火旺，心肾不交，心神不安等。在辨虚实中，虚证失眠，多属阴血不足，心失所养，临床特点为患者体质瘦弱，面色无华，神疲懒言，心悸健忘，此多因脾失运化，肝失藏血，肾失藏精所致。实证失眠为火盛扰心，临床特点为心烦易怒，口苦咽干，便秘溲赤，此多因心火亢盛或肝郁化火所致。

在补虚泻实，调整脏腑气血阴阳的基础上辅以安神定志是本病的基本治疗方法。实证宜泻其有余，如疏肝解郁，降火涤痰，消导和中；虚证宜补其不足，如益气养血，健脾，补肝，益肾。实证日久，气血耗伤，亦可转为虚证，虚实夹杂者，治宜攻补兼施。姚美玉教授根据围绝经期天癸竭的生理特点，认为治疗围绝经失眠以"补"为本，以"和"为要，调和阴阳，通调脏腑，以"清"佐之，清心安神。药物多入心、肝、肾、脾经，补养心肝，益气养血，益气健脾，养心安神。姚美玉教授治疗本病注重固护正气，以补为本，平调阴阳，辅以祛邪治标。

2. 分型及治疗

姚美玉教授根据多年临床经验，认为本病的证型复杂，主要以肝郁肾虚，阴阳失调为主，其中根据患者的临床表现总结出兼杂的其他证型，具体如下。

（1）肝郁肾虚，心血不足

症状：失眠多梦，心悸心烦，头晕目眩，面白无华，两目干涩，视物模糊，胁肋不舒，可伴有腰膝酸软，头晕耳鸣，舌淡苔薄，脉弦细弱。

治法：疏肝益肾，养心安神。

方剂：柴胡加龙骨牡蛎汤合酸枣仁汤加减。

组成：柴胡10克，桂枝25克，白芍25克，龙骨30克，牡蛎30克，黄芩10克，半夏10克，茯神15克，炒酸枣仁25克，合欢皮25克，川芎10克，知母15克，淫羊藿25克，当归15克，夜交藤15克，甘草10克。

（2）肝郁肾虚，水不济火

症状：失眠多梦，五心烦热，潮热盗汗，烦躁易怒，胁肋胀痛，腰膝酸软，头晕耳鸣，咽干少津等，舌红少苔，脉弦细数。

治法：疏肝益肾，滋阴降火。

方剂：柴胡加龙骨牡蛎汤合黄连阿胶汤加减。

组成：柴胡10克，山茱萸25克，白芍25克，龙骨30克，合欢皮25克，黄芩10克，黄连5克，半夏10克，牡丹皮10克，生地黄25克，泽泻15克，阿胶10克，淫羊藿15克，甘草10克，茯神15克，夜交藤15克。

（3）肝郁肾虚，肝郁化火

症状：急躁失眠，心烦易怒，胸胁胀闷，腰膝酸软，头晕耳鸣，口干口苦，不欲饮食，便秘溲赤等，舌质红，苔微黄，脉弦细稍数。

治法：清肝益肾，泻热安神。

方剂：柴胡加龙骨牡蛎汤加减。

组成：柴胡10克，牡丹皮15克，白芍25克，龙骨25克，牡蛎25克，黄芩15克，半夏10克，当归15克，栀子10克，茯神15克，合欢皮25克，琥珀5克，合欢皮25克，生地黄15克，远志15克，甘草10克。

若见胸中烦热，心中懊恼，虚烦不得眠之证则加豆淡豉，即为栀子豉汤；若见胆怯易惊，惊悸不安，胸脘痞闷，痰多，心烦不眠之胆郁痰扰证则加竹茹、陈皮等即为温胆汤；若见胸憋闷刺痛，口唇青紫等心血瘀阻之证，则酌加川芎、当归、牛膝等，即为血府逐瘀汤以活血祛瘀。

（4）肝郁肾虚，心脾阳虚

症状：不易入睡，多梦易醒，心悸健忘，神疲食少，乏力，四肢不温，大便稀溏，畏寒怕凉，腰膝冷痛，舌淡胖或有齿痕，舌苔白滑，脉沉弦无力。

治法：温肾舒肝，健脾宁心。

方剂：柴胡加龙骨牡蛎汤加减。

组成：柴胡10克，桂枝25克，白芍25克，龙骨30克，牡蛎25克，黄芩10克，半夏10克，茯苓25克，远志25克，党参25克，山药25克，合欢皮25克，淫羊藿25克，石菖蒲15克，琥珀5克，甘草10克。

姚美玉教授临床发现多数围绝经期失眠患者就诊意愿不高，不得已时才就医，患者呈内向、神经质个性，情绪多不稳定，心理健康状况较差。这提示我们在临床辨证论治失眠时，不应仅仅局限于疾病本身，更应注重对其精神心理进行调节与疏导，帮助女性排解其内心的担忧和惶恐，尽量避免因心理压力过大加重失眠。为了减少患者对围绝经期失眠的过度关注，我们应运用自己的专业知识在临床上普及围绝经期生理知识，进行睡眠卫生教育，培养积极的应对方式，减轻心理压力，保持乐观良好的情绪，对患者的饮食和运动进行健康正确的指导，并给予患者一些助眠食疗的配方，多角度全方位改善围绝经期失眠，提高围绝经期女性的睡眠质量和生活质量。

【主方分析】

柴胡加龙骨牡蛎汤由半量小柴胡汤去甘草加龙骨、牡蛎、桂枝、茯苓、铅丹、大黄诸药而成。加龙骨、牡蛎以重镇安神，定惊除烦；茯苓宁心安神以止烦惊。该方虽为小柴胡汤演变而来，取其疏肝之义，但其功效及主治更为广阔，完美地由和解少阳之剂变为疏肝宁心安神之方。我们查阅近现代文献发现，该方不仅局限用于少阳病变。方文岩等现代医家研究证实，柴胡桂枝龙骨牡蛎汤能调节下丘脑－垂体－肾上腺轴以及大脑单胺类神经递质，减少神经－内分泌平衡紊乱，对抑郁和焦虑行为均具调节作用，具有镇静催眠作用。本方广泛运用于神经衰弱、绝经综合征、神经官能症、失眠、焦虑、高血压、甲状腺功能亢进等疾病。姚美玉教授用柴胡加龙骨牡蛎汤加减治疗肝郁肾虚型围绝经期失眠，具有肯定的临床疗效。该方加牡丹皮、栀子蕴含丹栀逍遥散之意，可用于肝郁化热，损伤阴血，肝阳偏亢，疏泄失调之证，既可调气疏肝，又可清肝降火；若加淡豆豉则为栀子豉汤，清热除烦，用于虚烦不得眠之证；若加竹茹、陈皮等即为温胆汤，理气化痰利胆，用于胆怯易惊、胸脘痞闷、痰多、心烦不眠之胆郁痰扰证；若加川芎、当归、牛膝等，即为血府逐瘀汤，活血祛瘀，用于胸憋闷刺痛、口唇青紫等心血瘀阻之证。

酸枣仁汤由炒酸枣仁、茯苓、知母、川芎、甘草组成。《金匮要略·血痹虚劳病脉证并治》云："虚劳虚烦不得眠，酸枣仁汤主之。"本方重用酸枣仁以其酸甘质润，养血补肝，宁心安神；茯苓甘淡健脾，宁心安神；知母苦寒质润，滋阴润燥，清热除烦。以上三药共奏安神除烦之功。佐以川芎之辛散，调肝血而疏肝气，川芎与酸枣仁合用，辛收并用，补行结合，具有养血调肝之妙。甘草和中缓急，调和诸药。诸药相伍，标本兼治，养中寓清，补中有行，共奏养血安神、清热除烦之效，治疗心肝血虚，虚热内生，阴不敛阳，魂失所养所致失眠。

桂枝甘草龙骨牡蛎汤由桂枝、甘草、龙骨、牡蛎组成。《伤寒论》记载误用火疗的方法强迫患者出汗，汗出过多而导致阳气被伤，心阳被伤，心神失养，心神不能潜敛而浮越于外则卧起不安。《黄帝内经》中记载了阳气温养心神，心神需要阳气的温煦充养才能昼旺夜安，心阳不足，则心神失养、敛降无序。桂枝甘草龙骨牡蛎汤中，桂枝、甘草辛甘化阳以补益心阳，龙骨牡蛎重镇浮越之阳下交于阴，桂枝温通心阳，腾发阴气而上交于阳，甘草中和气机，使上下相交，转运枢机。四药动静相伍，共达补益心阳、温阳化气、调和阴阳、潜镇安神之功。

安神定志丸由茯苓、茯神、人参、远志、石菖蒲、龙齿组成，首见于清代程国彭《医学心悟·卷四》，原文曰："有惊恐不安卧者，其人梦中惊跳怵惕是也，安神定志丸主之。"《辨证录·征忡门》云："心与胆为子母，补胆而兼补心者，子强而母自不弱也。"由于心胆神合，胆虚者实为心气虚而胆怯，故胆虚之治，必从心胆同治，益心气而壮胆气。方中人参补五脏，益心气，安精神，临床常用党参代替；茯苓入心脾，补中益气，佐以宁心除痰。茯苓、茯神两者合用，加强宁心安神之效。石菖蒲入心开窍，可宁心安神，除痰定惊；远志涤痰开窍，安神定志；龙齿镇心神，安魂魄。原方用朱砂清心镇惊，因其有毒而不再使用。诸药相合，共奏益气养心、安神定志之功。

【小结】

本病病位在心，天癸衰竭，肾虚为本，肝郁为首，与脾相关，病机为阴阳失交，营卫失调，五脏功能失调，病理上多表现为虚、瘀、火、痰等。

本病的治疗大法为补虚泻实，在调整脏腑气血阴阳的基础上辅以安神定志。围绝经期失眠以肝郁肾虚为主，故治疗围绝经失眠当以"补"为本，以"和"为要，调和阴阳，通调脏腑，以"清"佐之，清心安神。注重固护正气，平调阴阳，辅以祛邪治标。

姚美玉教授多以柴胡加龙骨牡蛎汤为基础方剂，疏肝，益肾，理脾，宁心安神，合酸枣仁汤以养血安神，清热除烦，治疗心肝血虚，虚热内生，阴不敛阳，魂失所养所致失眠；合安神定志丸以益气养心，安神定志疗心胆气虚所致失眠，并随证加减，灵活组方，辨证论治。

三、病案举例

【病案1】

吴某，女，45岁。首诊日期：2016年9月23日。

主诉：失眠多梦 2 个月，伴心烦、多汗。

现病史：患者既往月经周期规律，26~30 天一行。患者近一年月经周期紊乱，2~4 月一行，经量较前明显减少，末次月经为 2016 年 7 月 1 日。近两个月，患者自觉情志不遂，心情烦躁，晚上躺下后入睡困难，心情烦闷，睡后多梦易醒，甚则彻夜难眠，睡眠每晚 3~5 小时，手足心热，盗汗，烘热，健忘，腰酸，心悸不安，大便干结，舌尖红，苔薄白，脉沉细。

婚育史：适龄婚育，孕 2 流 1 产 1，子女体健。

辅助检查：妇科系统超声提示子宫及附件未见明显异常。性激素六项检查示 FSH46.60mIU/mL，LH12.28mIU/mL，$E_2$92.15pg/mL，P0.52ng/mL，T40.92ng/dL，PRL20.66ng/mL。

中医诊断：经断前后诸证之不寐（肝郁肾虚证）。

西医诊断：失眠，围绝经综合征。

治法：疏肝补肾，调和营卫，养心安神。

处方：①柴胡 15 克，桂枝 10 克，生龙齿 25 克，生牡蛎 25 克，黄芩 15 克，茯苓 20 克，知母 10 克，姜半夏 10 克，远志 25 克，淫羊藿 30 克，甘草 10 克，生地黄 20 克，党参 25 克，白芍 15 克，泽泻 25 克，川芎 10 克。7 剂，水煎服，日 2 次口服。②生姜 10 克，浮小麦 50 克，大枣 10 克。水煎代茶饮。

按语：患者正处于围绝经期，肾气渐衰，冲任二脉虚衰，精血日趋不足，患者多产房劳，数脱于血，使肾阴亏虚，表现为阴不维阳，虚阳上越，故烘热盗汗，肾阴不足以涵养肝木，加之情志不畅，郁结化热，热灼真阴，则肝肾阴虚，肝阳上亢，而见情志不遂，心情烦躁。水亏不能上制心火，心肾不交，神志不宁，故心悸、失眠。综上所述，机体阴阳失去平衡，五脏气血不相协调是发生本病的关键。故治以疏肝柔肝，滋阴养血，清心安神。方中包含小柴胡汤（柴胡、黄芩、半夏、生姜、大枣、甘草）辛凉配苦寒，外透内清和少阳，升降气机佐甘温，清疏肝气兼补益正气。六味地黄汤（熟地黄、泽泻、茯苓）滋阴补肾为主，"壮水之主，以制阳光"，平补肾阴。柴胡加龙骨牡蛎汤（柴胡、黄芩、知母、半夏、龙骨、牡蛎、川芎）疏肝利胆补肾，取柴胡和解少阳，宣畅枢机之用，配桂枝汤（桂枝、白芍、甘草）通阳透达，调和阴阳。甘麦大枣汤养血安神，清心除烦，使烦郁得解、心绪得平、夜寐得安、寐安则诸证得解。诸方共伍，疏肝柔肝，滋阴养血，清心安神。

【病案2】

刘某，女，49岁。首诊日期：2018年10月19日。

主诉： 失眠心烦半年，伴乏力、头晕。

现病史： 患者形体瘦弱，平素月经后期，35~45天一行，量常。患者近两年月经紊乱，闭经半年多，末次月经为2018年1月19日。患者近半年虚烦失眠，夜寐不安，多梦易醒，腰酸乏力，心悸不安，头目眩晕，咽干口燥，眼睛干涩，视物模糊，面色暗黄，口唇淡白，食欲不佳，偶有便溏，舌淡，苔薄白，脉沉细。

既往史： 近一年有崩漏病史。

辅助检查： 血细胞分析提示血红蛋白浓度98克/升，平均血细胞体积70.3fL，红细胞压：3.05%，余未见明显异常。

性激素六项检查示 FSH56.20mIU/mL，LH22.28mIU/mL，E₂65.15pg/mL，P0.42ng/mL，T42.22ng/dL，PRL24.20ng/mL。

中医诊断：经断前后诸证之不寐（肝郁肾虚证）。

西医诊断：失眠，轻度贫血。

治法：养血安神，疏肝除烦。

处方：酸枣仁25克，茯苓25克，知母10克，川芎15克，白芍25克，当归15克，柴胡10克，白术25克，黄芩10克，合欢皮25克，远志15克，熟地黄15克，牡丹皮15克，甘草10克，龙齿25克，牡蛎25克，枸杞子15克。7剂，水煎服，日2次口服。

按语：心主血，肝藏血，肝木与心火乃母子相生关系，心藏神，肝藏魂，心肝血气充盛则心神得养，肝魂安藏。女子以血为用，围绝经期女性历经经、孕、产、乳，数伤阴血，肝血亏虚，或肝失调达，则不仅魂不得安藏，且母病及子，可导致心血不足，引起心神不安之失眠证。本方以酸枣仁汤为基础方，全方散收并用，补行结合，共达养血调肝、养心安神之效。"年四十而阴气自半也"，阴之不足表现为肝血、心血、肾阴不足，同时伴有肝气结。患者正值更年期，肝气郁结，气机不畅，柴胡加龙骨牡蛎汤为柔补通调之剂，既疏肝解郁又养心安神，故可达和调阴阳、养心安神之目的。六味地黄汤（熟地黄、泽泻、茯苓、牡丹皮）加枸杞子补泻相兼，滋阴清热补肾为主，"壮水之主，以制阳光"。诸药相伍，养中寓清，补中有行，共奏养血安神、疏肝除烦之效。

四、经典回顾

《内经》对不寐的认识已很明了，主要机制为阳不入于阴，阴阳失和以及卫气盛、流于阳不入于阴，营卫失和。后世有诸多方药治疗不寐，现就治疗不寐的条文，探讨治疗不寐的方法。

1. 酸枣仁汤

《金匮要略·血痹虚劳病脉证并治》："虚劳虚烦不得眠，酸枣仁汤主之。"

功效：主要治疗心肝血虚，虚热内生，阴不敛阳，魂失所养所致失眠。

原方：酸枣仁二升，甘草一两，知母二两，茯苓二两，川芎二两。

2. 黄连阿胶汤

《伤寒论》303 条："少阴病，得之二三日以上，心中烦，不得卧，黄连阿胶汤主之。"

功效：养阴泻火，益肾宁心。

原方：黄连四两，黄芩二两，芍药二两，鸡子黄两枚，阿胶三两。

3. 桂枝加龙骨牡蛎汤

《金匮要略·血痹虚劳病脉证并治》："夫失精家，少腹弦急，阴头寒，目眩（一作目眶痛），发落，脉极虚芤迟，为清谷，亡血，失精。脉得诸芤动微紧，男子失精，女子梦交，桂枝加龙骨牡蛎汤主之。"

功效：调和营卫、滋阴和阳。

原方：桂枝、芍药、生姜、龙骨、牡蛎各三两，甘草二两，大枣十二枚。

4. 温胆汤

《三因极一病证方论》云："治大病后虚烦不得眠，此胆寒故也，此药主之。又治惊悸。""治心胆虚怯，触事易惊，或梦寐不祥，或异象感，遂致心惊胆慑，气郁生涎，涎与气搏，变生诸证，或短气悸乏，或复自汗，四肢浮肿，饮食无味，心虚烦闷，坐卧不安。"

功效：理气化痰，清胆和胃。

原方：半夏汤洗七次竹茹、枳实（麸炒，去瓤）各二两，陈皮三两，炙甘草一两，茯苓一两半。

5. 栀子豉汤

《伤寒论》第221条："阳明病，脉浮而紧，咽燥口苦，腹满而喘，发热汗出，不恶寒，反恶热，身重。若发汗则躁，心愦愦，反谵语；若加温针，必怵惕烦躁，不得眠。若下之，则胃中空虚，客气动膈，心中懊恼，舌上胎者，栀子豉汤主之。"

功效：透邪泄热，除烦解郁。

原方：栀子十四个（擘），淡豆豉四合（绵裹）。

上二味，以水四升，先煮栀子，得二升半，内豉，煮取一升半，去滓，分为二服，温进一服，得吐者，止后服。

6. 天王补心丹

《校注妇人良方》云："天王补心丹，宁心保神，益血固精，壮力强志，令人不忘，清三焦，化痰涎，祛烦热，除惊悸，疗咽干，育养心神。"《医方考》云："人参养心气，当归养心血，天、麦门冬所以益心津，生地、丹、玄所以解心热，柏仁、远志所以养心神，五味、枣仁所以收心液，茯苓能补虚，桔梗能利膈，诸药专于补心，劳心之人宜常服也。"

功效：滋阴养血，补心安神。

原方：人参（去芦）、茯苓、玄参、丹参、桔梗、远志各15克，当归（酒浸）、五味子、麦门冬、柏子仁、酸枣仁（炒）各30克，生地黄120克。

上药为末，炼蜜为丸，如梧桐子大，用朱砂为衣。

7. 朱砂安神丸

明·吴昆云："忧愁思虑，则火起于心，心伤则神不安，故苦惊；心主血，心伤则血不足，故喜忘；心愈伤则忧愁思虑愈不能去，故夜不能寐。苦可以泻火，故用黄连。重可以镇心，故用朱砂。生地凉心，当归养血。炙甘草者，所以益脾，脾是心之子，用之欲其不食气于母故尔。"

功效：镇心安神，清热养血。

原方：朱砂五钱，黄连六钱，生地黄一钱半，当归两钱半，炙甘草五钱半。

第四节　围绝经期便秘

一、概述

妇女在绝经前后出现烘然而热，面赤汗出，烦躁易怒，失眠健忘，精神倦怠，头晕目眩，耳鸣心悸，腰背酸痛，手足心热，或伴有月经紊乱等与绝经有关的症状，称为"经断前后诸证"。古代医籍中没有"经断前后诸证"相对应的病名的记载，但对其病因病机及治疗等多有描述记载。直到 20 世纪 60 年代，中医妇科专家卓雨农根据历代医籍有关文献记载，结合多年的临床实践，提出"绝经前后诸证"病名，并列入《中医妇科学》教材。在绝经前后诸证的论述中并没有提出便秘的症状和相关概念，我国古代的医籍中也没有对其做过多的记载，多作为症状进行叙述，便秘是本病的主要临床表现，故可将其归属为祖国医学中"便秘"的范畴。便秘在古代医籍中，多以临床症状、病因病机进行叙述，随后逐渐形成独立的疾病。秦汉时期，马王堆出土的帛书中首次出现"闭"的描述，"闭"即大便闭塞不通。在《黄帝内经》中，"闭"亦出现过，有关症状的描述还有"大便难""便溲难""后不利"等。东汉年间，张仲景将便秘称之为"不大便""脾约""闭"等。唐代孙思邈称便秘为"秘涩"，有了便秘的专篇论述。金元时期，《类证活人书》有"大便秘"之类的描述，李东垣则称其为"大便结燥"，几乎接近现在的病名。清代沈金鳌在《杂病源流犀烛》一书中记载"故成便秘之证"，正式提出了"便秘"的病名，从此被医家所认同沿用至今。

二、经方治疗围绝经期便秘

关于便秘，中医经典论述有很多，《伤寒论》中，仲景创立了大、小、调胃三承气汤；大、小柴胡汤；麻子仁丸、大陷胸汤、去桂加白术汤、五苓散等,《温病条辨》在《伤寒论》三承气汤基础上加减,又创立了五承气汤,还有抵当汤、增液汤等。因姚美玉教授认为,围绝经期综合征女性便秘主要在于肝失疏泄,三焦不利,气机升降失调,故多用柴胡类。

(一)一般认识

姚美玉教授认为围绝经期便秘的病因病机是肾虚为本,肝郁为关键,病位在大肠。

1.肾虚为本

《素问·上古天真论》记载:"女子七岁,肾气盛,齿更发长,二七而天癸至,任脉通,太冲脉盛,月事以时下……七七任脉虚,太冲脉衰少,天癸竭,地道不通。"月经的产生和维持需要肾气盛,天癸充足,女子在七七之年,肾气衰,天癸竭是必然的生理现象。《素问·上古天真论》言:"肾者主水,受五脏六腑之精而藏之,故五脏盛乃能泻。今五脏皆衰,筋骨解堕,天癸尽矣。"肾气盛,天癸至,五脏安合,人体正常生长发育,妇女在绝经前后天癸竭,肾气由盛渐衰,肾中阴阳失调,五脏气失和,诸变迭起,可以得知肾虚是此病发生的根本原因。

2.病位在大肠

大肠为传导之官,主大便之形成与排出,《素问·灵兰秘典论》说:"大肠者,传导之官,变化出焉。"在正常情况下,饮食入胃,经初步消化,随着胃气的下降而有节律地蠕动,将饮食注入小肠,分清别浊。清者即水谷的精微部分,由脾运化输送至全身,荣脏腑经络,四肢百骸;而浊者即糟化部分,由大肠传送外出而成大便，大便畅通。反之，胃肠受病，腑中浊气不能正常下降，大肠传导功能失常，即可形成便秘，故便秘的发生总由大肠传导失常所致。

虽然便秘的病位在大肠，但中医强调整体观念、辨证论治，五脏六腑作为一个统一的整体，大肠的传导功能与五脏六腑密切相关，其中与肺、脾、胃息息相关。《伤寒论》载："阳明之为病，胃家实也。"该条文中的"胃家"指胃肠而言，包括脾胃、大肠、小肠，脾之升清、胃之降浊的功能失司会影响大肠的传导，反之，若大肠传导不利也会进一步影响脾胃的升清降浊，因此脾胃与大肠息息相关。肺主宣发肃降，为水之上源，主通调水道，与大肠相表里。肺气宣发肃降功能正常，则气机调畅，并散布津液，促进大肠传导，有利于大便的排出，若肺气宣发肃降功能失司，气不下行，津不下达，可引起腑气不通，大肠传导功能失常而便秘。

3. 肝郁为关键

天癸竭，肾脏衰，水不涵木，易出现肝郁。叶天士言"女子以肝为先天"。《灵枢·天年》记载："五十岁，肝气始衰，肝叶始薄。"围绝经期女性经过经、孕、产、乳的特殊生理变化，更易使肝之阴血亏虚，血为气之母，气血互根互用，血虚而气亦受影响而致肝疏泄异常，气机不畅，脾之升清和胃之降浊功能失常，大肠传导功能失司而发便秘。另一方面围绝经期妇女因处于家庭、社会、工作等多方面转换的阶段，面对父母年老多病甚至过世，子女读书、婚嫁、就业等多重问题，必将承受更多的社会压力，容易出现情绪低落，加之围绝经期女性本身的生理、体形、容貌的变化，更容易导致心理和生理上的各种健康问题，易五志过极，喜怒哀乐等情志过极或情志不遂，暴怒伤肝，肝气郁结，脾之升清和胃之降浊功能失常，大肠传导功能失司而发便秘，可见肝疏泄失常为此病发生的关键病机。

大肠传导功能与肺、脾、胃密切相关，然而肺、脾、胃之气机升降与肝失疏泄密切相关。《素问》记载："出入废则神机化灭，升降息则气立孤危。故非出入则无以生长壮老已；非升降则无以生长化收藏。是以升降出入，无器不有。"肝为刚脏，喜条达而恶抑郁，肝主疏泄，调畅一身之气机，而肺之宣发肃降，胃之降浊，脾之运化升清都有赖肝气之调达。若肝气郁滞，木克脾土，脾失运化，胃失降浊，大肠传导功能失司，故而便秘；肝疏泄太过则横逆犯脾，均可致三焦气机不利，肠腑不得宣畅，引发便秘。若肝气郁滞，木火刑金，肺气宣发肃降功能失常而影响大肠气机不利而便秘。

（二）辨证论治

1. 辨证要点及治疗原则

姚美玉教授认为治疗围绝经期便秘应先辨明寒热虚实。粪质干结，排出艰难，舌淡苔白滑，多属寒；粪质干燥坚硬，便下困难，肛门灼热，舌苔黄燥或垢腻，则属热；年高体弱，久病新产，粪质不干，欲便不出，便下无力，心悸气短，腰膝酸软，四肢不温，舌淡苔白，或大便干结，潮热盗汗，舌红无苔，脉细数，多属虚；年轻气盛，腹胀腹痛，嗳气频作，面赤口臭，舌苔厚，多属实。

便秘的治疗当分虚实而治。实证以祛邪为主，据寒、热、气郁之不同，分别施以清热、温散、理气之法，辅以导滞之品，标本兼治，邪去便通；虚证以养正为先，依阴阳气血亏虚的不同，主用滋阴养血、益气温阳之法，酌用甘温润肠之药，标本兼治，正盛便通。因围绝经期便秘以虚证为主，故治疗多以疏肝益肾理脾，滋阴养血益气，调和气血阴阳为主。

2. 分型及治疗

姚美玉教授认为本病证型复杂，主要为肾虚肝郁，以柴胡桂枝龙骨牡蛎汤为基础方剂疏肝益肾理脾，另有根据患者的临床表现总结出兼杂的其他证型，具体如下。

（1）肝郁肾虚，阴血亏虚

症状： 大便干结，口干心烦，心悸多梦，伴头耳鸣，腰膝酸软，潮热盗汗，五心烦热，咽干少津，女子月经不调，舌红少苔，脉弦细数。

治法： 疏肝益肾，滋阴养血通便。

处方： 柴胡桂枝龙骨牡蛎汤合四物汤及增液汤加减。

组成： 柴胡15克，桂枝10克，龙骨25克，牡蛎25克，白芍25克，黄芩15克，白术25克，生地黄25克，麦冬25克，玄参15克，太子参10克，半夏10克，当归20克，甘草10克。

（2）肝郁肾虚，阳气亏虚

主症： 大便不干燥，努力难挣出，便后乏力，口干心烦，心悸多梦，伴气短自汗，倦息乏力，四肢不温，小便清长，面色少华，舌淡苔薄，脉弦细弱。

治法： 疏肝益肾，益气温阳通便。

处方： 柴胡加龙骨牡蛎汤合四君子汤加减。

组成：柴胡 15 克，桂枝 25 克，牡蛎 30 克，龙骨 30 克，黄芩 15 克，太子参 15 克，半夏 10 克，茯苓 15 克，锁阳 20 克，白术 25 克，白芍 25 克，当归 20 克，淫羊藿 30 克，甘草 10 克。

【主方分析】

柴胡加龙骨牡蛎汤出自《伤寒论》第 107 条："伤寒八九日，下之，胸满烦惊，小便不利，谵语，一身尽重，不可转侧者，柴胡加龙骨牡蛎汤主之。"其组成为小柴胡汤去甘草，加桂枝、茯苓、大黄、龙骨、牡蛎、铅丹而成，功效为和解泄热，镇惊安神。此方剂在临床常常治疗胸满烦躁，神经官能症，老师用此为主方治疗围绝经期便秘。便秘的发生受脑－肠轴影响，其是双向的神经－内分泌网络系统，由中枢神经系统、胃肠道神经系统和自主神经系统相互作用形成，受心理、社会因素的影响而变化。围绝经期妇女因处于家庭、社会、工作等多方面转换的阶段，面对父母年老多病甚至过世，子女读书、婚嫁、就业等多重问题，必将承受更多的社会压力，容易出现情绪低落，加之围绝经期女性本身的生理、体型、容貌的变化，更容易导致心理和生理上的各种健康问题，各种精神因素作用于中枢神经系统，通过脑－肠轴进一步影响肠道神经系统，引发胃肠道功能障碍，可致便秘等疾病。方中小柴胡汤疏达肝气，一则调畅情志，佐以龙骨、牡蛎、铅丹三药，滋阴潜阳，重镇安神而调情志，调节通过脑－肠轴而影响肠道神经系统，改善便秘症状。二则辛开苦降，调畅脾胃，使大肠传导功能正常而便自通；大黄一味可泻下通便，故姚美玉教授临床上以柴胡桂枝龙骨牡蛎汤为主方疏肝解郁，调畅气机，使大肠传导正常，围绝经期及便秘等症状自除。

四物汤由《金匮要略》中的芎归胶艾汤减去阿胶、艾叶、甘草而成，功效为补血养血，可滋养肝之阴血。肝体阴而用阳，肝之阴血充足则疏泄功能正常，气机通畅，大肠传导功能正常则便自通，肝肾同源，养肝血而益肾精，佐以增液汤养阴而润肠燥。临床上常常配伍锁阳而补肾阳，取阳中求阴之意。

【小结】

本病的病位在大肠，根本原因是肾虚，关键病机为肝疏泄功能失常，病性为虚实夹杂。

围绝经期便秘以肝郁为主，《伤寒论》第230条原文曰："阳明病，胁下硬满，不大便而呕，舌上白胎者，可与小柴胡汤。上焦得通，津液得下，胃气因和，身濈然汗出而解也。"可见为少阳气机不畅，阳明少阳合病而致便秘。因此治疗围绝经期便秘当以舒肝为主，以小柴胡汤疏解肝郁，肝气舒则内畅，津液通，胃气和则便调。

姚美玉教授多以柴胡桂枝龙骨牡蛎汤为基础方剂疏肝益肾理脾，调畅气机，合四物汤及增液汤滋阴养血，润肠通便治疗阴血亏虚秘，合四君子汤益气温阳通便治疗阳气亏虚秘。

三、病案举例

【病案1】

郑某，女，48岁，哈尔滨人。

主诉：月经失调 1 年，便秘加重 3 月余。

现病史：患者既往月经周期规律，28~30 天一行，经期 5~7 天，近 1 年无明显原因出现月经 2~3 月一行，伴月经量少，末次月经 2017 年 5 月 13 日。患者既往排便困难，2~3 天一便，大便干结，近 3 个月排便困难加重，3~4 天一便，手足心热，心烦，寐少多梦，食欲欠佳，舌红，少苔，脉弦细。

孕产史：孕 3 产 2，1997 年自然流产 1 次。

辅助检查：今日查性激素六项示 FSH15mIU/mL，LH13mIU/mL，PRL20.66ng/mL，$E_2$292.00pg/mL，P0.7ng/mL，T20.5ng/mL。

中医诊断：便秘。

西医诊断：围绝经期便秘。

治法：疏肝益脾，润肠通便。

处方：柴胡 15 克，白芍 25 克，桂枝 10 克，牡蛎 25 克，龙骨 25 克，黄芩 15 克，白术 25 克，生地黄 25 克，麦冬 25 克，玄参 15 克，太子参 10 克，半夏 10 克，当归 20 克，甘草 10 克。7 剂，水煎服。

二诊：患者服药 7 剂后，排便自觉顺畅，但仍 3~4 天一便，烦闷减轻，睡眠稍有好转，进食稍多，舌红少苔，脉细。

处方：前方白术变为 30 克，麦冬 30 克，继服 7 剂。

三诊：患者服药 7 剂以后，自觉排便顺畅，心情舒畅，心烦、失眠、纳差症状消失，舌淡红苔薄白，脉滑。

处方：前方去玄参，继服 7 剂。

按语：该患平素月经规律，由于妇女在绝经前后，肾气渐衰，天癸渐竭，冲任亏虚，故而月经 2~3 月一行，月经量少；

肾阴亏虚，肠道失于濡润，故而便秘加重；肾阴亏虚，上不能滋养心火，故而心烦；阴阳失衡，阴不入阳，故而失眠，多梦；绝经前后，脾胃功能减弱，运化不足，故而食欲欠佳。舌红少苔，脉弦细均为肾虚肝郁脾虚之舌脉。故治疗中方用柴胡、黄芩调畅气机，龙骨、牡蛎重镇安神，麦冬、生地黄、玄参滋肾阴而润肠燥，白术、当归补气养血滋阴通便，太子参滋阴润肠，甘草调和诸药，全方共奏疏肝益脾、润肠通便之功效，进而解决围绝经期便秘的综合症状。

【病案2】

赵某，女，51岁，大庆人。

主诉： 停经半年余，排便困难3个月。

现病史： 患者平素月经后期，35~45天一行，量常，末次月经为2018年4月19日，现停经半年余。患者平素形寒肢冷，面色淡白，近3个月出现排便困难，2~3日一便，大便黏滞，便不净，小便频数，汗多，睡眠尚可，纳差，舌淡苔白，脉沉弦。

孕产史： 孕2产2。

辅助检查： 今日查性激素六项示FSH30mIU/mL，LH28mIU/mL，PRL19.37ng/mL，$E_2$90.00pg/mL，P0.2ng/mL，T18.6ng/mL。

中医诊断： 便秘。

西医诊断： 围绝经期便秘。

治法： 疏肝益肾，温阳通便。

处方： 柴胡15克，黄芩15克，太子参15克，半夏10克，桂枝25克，牡蛎30克，龙骨30克，茯苓15克，锁阳20克，白术25克，白芍25克，当归20克，淫羊藿30克，甘草10克。7剂，水煎服。

二诊：服药7天后，患者小便清长、腰酸症状缓解，手足得温，小舌淡苔白，脉沉。

处方：去淫羊藿换何首乌10克，前方继服7剂。

三诊：患者服药7天后，诸症缓解。

处方：前方减锁阳为15克，继服7剂。

按语：姚美玉教授认为该患者素体阳气亏虚，进入绝经期前后，肾阳亏虚，小便频数，肠道传导失常，故排便困难；阳虚内寒，温煦无权，则面色淡白；舌淡苔白，脉沉弦为肝郁肾虚脾虚之舌脉。方用小柴胡汤调畅气机，龙骨、牡蛎重镇安神，茯苓、白术健脾益气，白芍、当归补血活血而通便，锁阳、淫羊藿补肾助阳润肠通便，全方共奏疏肝益肾、温阳通便之功效，诸症自除。

四、经典回顾

关于便秘的经典论述有很多，《伤寒论》中提到的三承气汤、大小柴胡汤、麻子仁丸、大陷胸汤、去桂加白术汤、五苓散等，《温病条辨》中提到的五承气汤、抵当汤、增液汤等。其中在围绝经期便秘主要应用的是大小柴胡汤与增液汤，条文如下。

1. 小柴胡汤

《伤寒论》第230条："阳明病，胁下硬满，不大便而呕，舌上白胎者，可与小柴胡汤。上焦得通，津液得下，胃气因和，身濈然而汗出解也。"

主症：若伴见头汗出，微恶寒，手足冷，心下痛，口不欲食，脉细者，为阳微结；若伴见胁下硬满、寒热往来、心烦喜呕，默默不欲饮食者，为阳明兼少阳证，而以少阳为主。

原方：柴胡半斤，黄芩三两，人参三两，半夏半升，甘草三两，生姜三两，大枣十二枚。

2. 大柴胡汤

《伤寒论》第136条："伤寒十余日，热结在里，复往来寒热者，与大柴胡汤。"

主症：发热，恶心呕吐，口苦，纳差，嗳气，胸胁苦满，郁郁微烦，大便秘结，舌质红，苔黄少津，脉弦数。

原方：柴胡半斤，黄芩三两，芍药三两，半夏半升，枳实四两，生姜五两，大枣十二枚，一方有大黄二两。

3. 增液汤

《温病条辨·中焦篇》第17条："津液不足，无水舟停者，间服增液。"

主症：阳明温病，大便秘结，口渴，舌干红，脉细数或沉而无力。

原方：玄参一两，麦冬连心八钱，细生地黄八钱。

附录一

汉代单位与现代单位换算

1 石 = 四钧 =30000 克

1 钧 = 三十斤 =7500 克

1 斤 =16 两 =250 克 = 液体 250mL

1 两 =24 铢 =15.625 克

1 圭 =0.5 克

1 撮 =2 克

1 方寸匕 = 金石类 2.74 克 = 药末约 2 克 = 草木类药末约 1 克

半方寸匕 = 一刀圭 = 一钱匕 =1.5 克

一钱匕 =1.5~1.8 克

一铢 =0.65 克

一铢 =100 个黍米的重量

一分 =3.9~4.2 克

1 斛 =10 斗 =20000mL

1 斗 =10 升 =2000mL

1 升 =10 合 =200mL

1 合 =2 龠 =20mL

1 龠 =5 撮 =10mL

1 撮 =4 圭 =2mL

1 圭 =0.5mL

1 引 =10 丈 =2310 厘米

1 丈 =10 尺 =231 厘米

1 尺 =10 寸 =23.1 厘米

1 寸 =10 分 =2.31 厘米

1 分 =0.231 厘米

梧桐子大 = 黄豆大

蜀椒一升 =50 克

葶苈子一升 =60 克

吴茱萸一升 =50 克

五味子一升 =50 克

半夏一升 =130 克

䗪虫一升 =16 克

附子大者 1 枚 =20~30 克

附子中者 1 枚 =15 克

强乌头 1 枚小者 =3 克

强乌头 1 枚大者 =5~6 克

杏仁大者 10 枚 =4 克

栀子 10 枚平均 15 克

瓜蒌大小平均 1 枚 =46 克

枳实 1 枚约 14.4 克

石膏鸡蛋大 1 枚约 40 克

厚朴 1 尺约 30 克

竹叶一握约 12 克

附录二

现代医学对妊娠病的认识

一、妊娠合并普通感冒

（一）生理病理

妊娠妇女处于特殊的生理时期，为减少对胎儿的父源性抗原性的排斥，要产生免疫容忍，且胎儿的生长发育使母体各方面的负担加重，使孕妇处于免疫功能低下状态，有可能受到各种病原体的感染，特别是上呼吸道感染，且易发展为急性气管支气管炎，甚至肺炎等。病毒感染易造成胎儿器官的发育异常和畸形，对妊娠早期的胎儿危害最大。同时，妊娠期间在胎盘产生的激素的参与下，孕妇体内各系统发生了一系列的生理性变化，其中上呼吸道黏膜增厚、充血、水肿，使局部抵抗力减低，易发生感染，常伴有发热。

（二）诊断

病史： 有性生活的育龄期妇女，有停经史，尿妊娠试验阳性。孕前或孕后有贪凉饮冷、淋雨、受凉、过度劳累，或直接接触携带病原体的病史。

症状： 起病较急，主要表现为鼻部症状，如打喷嚏，鼻塞，流清水样鼻涕，也可表现为咳嗽、咽干、咽痒或烧灼感甚至鼻后滴漏感。2~3天后鼻涕变稠，可伴咽痛、头痛、流泪、味觉迟钝、呼吸不畅、声嘶等，有时可由于咽鼓管炎导致听力减退。严重者有发热、轻度畏寒和头痛等。一般 5~7 天痊愈，伴发并发症者可致病程迁延，或伴有小腹坠痛、腰酸胀痛，阴道少量出血。

体征：体温升高，体检可见鼻腔黏膜充血、水肿，有分泌物，咽部可为轻度充血。

辅助检查：B 超提示宫内妊娠。可行血常规、痰培养等检查。胸部 X 线摄片有助于本病的诊断及鉴别诊断，但放射线可能对胎儿造成伤害，故应权衡利弊施行。

（三）治疗：妊娠期合理用药

1. 妊娠用药危险等级

美国食品药物监督管理局（FDA）颁布了妊娠用药的危险性等级标准，具体如下。

A 类：对照研究显示无害。已证实此类药物对胎儿无不良影响，是最安全的，如多种维生素。

B 类：对人类无危害证据。动物实验证明此类药物对胎畜有害，但在人类未证实其对胎儿有害，或动物实验对胎畜无害，但在人类尚无充分研究，例如青霉素钠、头孢菌素类、红霉素、硫酸镁、胰岛素、甲硝唑、氯苯那敏、苯海拉明、泼尼松、泼尼松龙等。

C 类：不能除外危害性。动物实验证明此类药物可能对胎畜有害或缺乏研究，在人类尚缺乏有关研究，但对孕妇的益处大于对胎儿的危害，如金刚烷胺、庆大霉素、氯霉素、盐酸异丙嗪、地塞米松等。

D类：对胎儿有危害。市场调查或研究证实此类药物对胎儿有害，但对孕妇的益处超过对胎儿的危害，如链霉素、四环素、土霉素、金霉素等。

X类：妊娠期禁用。在人类或动物研究或市场调查均显示此类药物对胎儿的危害程度超过了对孕妇的益处，属妊娠期禁用药。如口服避孕药、病毒唑、己烯雌酚、131碘、甲基睾丸素等。

2. 妊娠期用药原则

①能用一种药物就用一种药物，避免联合用药。②用疗效比较肯定的药物，避免用尚难确定对胎儿有无不良影响的新药。③用小剂量就有效的药物，避免用大剂量药物。④严格掌握药物剂量和用药持续时间，注意及时停药。⑤早孕期间避免使用C类、D类药物。⑥若病情急需，要应用肯定对胎儿有危害的药物，则应先终止妊娠，再用药。⑦明确妊娠期间禁用、慎用药物，防止伤胎。

3. 治疗方法

西医对此病的治疗包括抗病毒、抗菌、解热镇痛。病毒感染采用抗菌药物治疗效果不好，且大多数抗生素对孕妇有一定的影响。普通感冒无须使用抗生素，当上呼吸道感染发热伴白细胞总数和中性粒细胞比例升高、C反应蛋白增高，或咳嗽伴咳黄浓痰时，考虑使用抗生素，首选青霉素，其次为红霉素、阿莫西林等。解热镇痛药如阿司匹林妊娠期应避免使用。

流行性感冒的治疗要点如下：隔离，对症治疗，抗病毒治疗，支持治疗和预防并发症。

二、妊娠咳嗽

（一）妊娠咳嗽的生理病理

孕期为适应胚胎、胎儿生长发育的需要，孕妇体内各系统发生了一系列适应性变化。如横膈上升使肺脏通气功能下降；胸腔受压导致孕妇清除分泌物的能力减弱；孕期耗氧量增加约 20％，孕妇表现为轻度气急；上呼吸道黏膜增厚，轻度充血、水肿，均使孕妇上呼吸道的防御功能降低。妊娠妇女为减少对胎儿父源性抗原性的排斥，产生免疫容忍，使孕妇处于免疫功能低下状态。中国东北地区寒冷时间长，气温波动幅度大。近年来空气质量下降，雾霾天气时有出现，日常起居护理稍有不慎，极易导致孕妇上呼吸道感染。妊娠期一旦呼吸道发生炎症，孕妇出现的各种症状不仅给患者带来痛苦，而且给胎儿也带来了极大危害。如咳嗽导致腹压增加，进而引发宫缩、胎膜早破，即使未导致流产或早产，也可直接导致羊水减少及羊水持续丢失，这不仅增加了宫内感染、胎儿宫内窘迫的发生率，还会导致产褥感染率和新生儿病死率增加，严重危及母胎（婴）生命健康，故临床工作中对于该病不容忽视。目前西医治疗以运用抗生素及抗病毒药物为主，效果多不显著且存在诸多副作用，如对孕妇消化道的影响，易加重其早期妊娠反应；且治疗药物的药性易通过胎盘传入胎儿体内，对其健康发育存在一定的隐患。孕妇及其家属恐其对胎儿的影响，接受治疗时常存在顾虑，临床工作者也常望而却步。

（二）诊断

病史：有性生活的育龄期妇女，有停经史，尿妊娠试验阳性，孕前有慢性咳嗽史或孕后有贪凉饮冷史。

症状：初起干咳或伴少量黏液痰，随后痰量增多，咳嗽加剧，偶伴血痰，咳嗽咳痰可延续 2~3 周，可有胸闷气促、不得平卧等；或伴有小腹坠痛、腰酸胀痛，阴道少量出血。

辅助检查：B 超提示宫内妊娠。可行血常规、痰培养等检查。胸部 X 线摄片有助于本病的诊断及鉴别诊断，但放射线可能对胎儿造成伤害，故应权衡利弊施行。

（三）治疗

妊娠期是一个特殊的生理时期，妊娠期使用的药物可以通过影响孕妇的内分泌、代谢等间接地影响胚胎，有些药物也可以通过胎盘屏障直接影响胎儿。因此如果妊娠期用药不当有可能会影响胎儿的发育甚至导致畸形，所以孕妇在选择用药时需谨慎对待。药物对胎儿的影响根据妊娠时期的不同而产生不同的影响。与药物的性质、用药的持续时间、应用的剂量、患者的自身体质等有着密切关系，但尤其与孕周关系最为密切。妊娠早期是受精卵向胚胎胎儿高度分化时期，是胎儿各个器官发育形成阶段，若在此时应用药物治疗会极其危险，容易发生流产，甚至导致胎儿器官畸形。而在妊娠中晚期，胎儿大部分器官已经发育完全，但其生殖、神经系统依然持续发育，此时用药可以降低胎儿的致畸率，但药物对胎儿仍有不良影响。

妊娠合并呼吸道感染的患者，建议进行血常规、C 反应蛋白、肺炎支原体等常规检查，有助于快速分类病原菌，指导临床治疗，一般治疗按照美国药物和食品管理局（FDA）的分类选择对孕妇较为安全的B级药，如青霉素类、头孢菌素类、大环内酯类等。国内相关研究报道显示，对青霉素药物过敏且合并呼吸系统感染的孕妇可首选阿奇霉素药物进行治疗。阿奇霉素可以通过细胞壁的直接吸收到达各个感染部位，其中炎症感染部位的血药浓度明显高于正常组织，尤其是在支气管、肺内等部位血药浓度最高。国内外研究结果显示，阿奇霉素在孕妇妊娠期感染使用具有安全可靠的特点。国外相关报道认为，孕妇怀孕期间使用大环内酯类抗生素不会增加胎儿发生畸形的风险性。美国食品药品监督管理局认为，阿奇霉素属于B类药物，分子量较大，难以通过胎盘组织，对胎儿的药物毒性较低，故可以用于妊娠期孕妇合并感染的治疗。

三、妊娠泄泻

（一）生理病理

据目前的研究报道，可能导致妊娠期腹泻的唯一已知生理学改变是前列腺素对平滑肌的作用。前列腺素可引起平滑肌收缩，从而增加胃肠道排泄力。

妊娠期伴发泄泻时，若泄泻量大、次数多可造成母体水、电解质及酸碱代谢失衡，同时引起脱水使胎盘血流减少，增加流产、早产等风险，泄泻还常伴发腹痛，加快肠蠕动，这些诱因易引起早产而诱发流产。若泄泻伴发感染导致母体免疫功能失调，进而影响胎儿发育受限，甚至可导致胎停育。

（二）诊断

尿常规、HCG、超声提示宫内妊娠。同腹泻诊断标准且产科检查结果均示正常。

（三）西医治疗

饮食应规律，以清淡、低脂、营养且易消化的食物为主。注重调节患者情绪，减轻患者精神及心理压力，尤其是对肠运动功能紊乱性泄泻患者极为重要。根据患者病情轻重程度给予口服补液或静脉补液。口服蒙脱石散（1袋/次，3次/天，饭前或饭后2小时用温开水调成糊状送服）及双歧杆菌乳杆菌三联活菌片（2克/次，3次/天，用温开水冲服）。两药交替使用，各用3次/天，3d为一疗程，联合止泻治疗。

孕期为相对特殊时期，抗菌药物治疗的指征如下：白细胞计数 $\geq 12 \times 10^9$/L，或白细胞计数 <12×10^9/L 且血中性粒细胞百分比 $\geq 85\%$，或大便常规检验可见红白细胞。抗菌药物多选择红霉素（大环内酯类）、氨苄西林（β- 内酰胺类）、头孢菌素类、青霉素类抗生素。亦应注意是否有梭状芽孢杆菌感染，必要时应用万古霉素（C类）。

四、妊娠便秘

（一）妊娠便秘的病理生理

1.内分泌激素变化

孕激素：孕激素分泌增多，使胃动素及胃酸分泌减少，导致胃肠道平滑肌张力减低，蠕动能力减弱，胃排空推迟，结肠传输延长。妊娠时间越长，胃动素水平越低，妊娠终止后，胃动素水平明显升高。胃动素具有促进胃强烈收缩和肠道分节运动的作用，它直接作用于肌细胞上的受体，使平滑肌细胞内环境磷酸鸟苷浓度增加，使铝离子从微粒体释放出来，细胞内钙离子增加，引起平滑肌收缩。

2. 子宫增大

随妊娠的进展，子宫体在内分泌激素的影响下逐渐增大变软，压迫膀胱直肠，致肠蠕动减慢，引发便秘。

3. 肾素 – 血管紧张素 – 醛固酮分泌增加

正常妊娠时，随着胎盘的生长，胎盘产生雌激素增多，雌激素刺激肝脏合成血管紧张素原增加，引起母体血浆中的肾素原、肾素活性、醛固酮水平增高，随着妊娠的继续，血管紧张素水平在妊娠 35 周时达到峰值，且于分娩后和哺乳期迅速下降。当肾素 – 血管紧张素 – 醛固酮分泌增加时，会引起水分重吸收增加，导致大便秘结。

4. 妊娠并发症

妊娠期糖尿病：妊娠早期，胎儿通过胎盘从母体获得葡萄糖，雌孕激素增加了母体对葡萄糖的利用。妊娠中晚期，孕妇体内雌激素、孕酮等物质增加，使孕妇对胰岛素的敏感性随孕周增加而下降，为维持正常糖代谢水平，胰岛素需求量增加。对于胰岛素分泌受限的孕妇，妊娠期不能代偿，使血糖升高，使原有糖尿病加重或出现妊娠期糖尿病，当糖尿病并发自主神经病变时，即可出现便秘症状。

甲状旁腺功能亢进：随着妊娠进展，甲状旁腺素在妊娠中晚期会逐渐升高，有利于为胎儿提供钙。若孕妇合并高钙血症者导致新生儿血钙偏低，则会引起甲状旁腺功能亢进，导致神经肌肉应激性降低，影响胃肠动力，胃蠕动减弱出现便秘。

5. 肠道菌群失调

正常条件下，人的结肠内栖息有大量细菌，双歧杆菌作为肠道的优势菌是一种十分重要的生理性细菌，具有廓清内毒素、润肠通便、促进营养物质的吸收、合成多种维生素的作用。妊娠早期，肠道微生物的组成与健康非妊娠妇女相似；到妊娠晚期，放线菌门和变形菌门细菌计数整体上升，α-菌群多样性显著下降，肠道菌群失衡。若肠道内菌群失调，专性厌氧菌骤减，兼性厌氧菌中的革兰阴性杆菌和梭状芽孢杆菌或其他腐败菌大量骤增，产生大量肠毒素和对身体有害的物质，污染肠道内的环境，减慢肠蠕动，使肠道内功能失调紊乱，扰乱肠生态导致便秘。

6. 饮食及生活习惯

妊娠妇女由于饮食结构的改变及妊娠反应，若饮食精细化或摄入的食物或水分较少，不足以产生足够的肠道内的食糜残渣，不能刺激直肠蠕动，从而使排便反射减弱，引发便秘。

7. 精神心理因素

妊娠后由于各种原因（如复发性流产、胎动不安等）导致情绪异常，紧张不安、焦虑不宁等不良负面因素均可导致交感神经兴奋，减弱了胃肠蠕动而引发便秘。

（二）诊断

患者血 HCG 检查为阳性，经盆腔超声确诊为宫内妊娠。

主要表现为排便次数减少，排便周期延长；或粪质坚硬，便下困难；或排便无力，出而不畅。常伴有腹胀、腹痛、头晕、脘闷嗳气、食欲不振、夜寐不安、心烦等症。排除功能性便秘、糖尿病及甲亢以外的其他器质性便秘。

（三）妊娠便秘的治疗

1. 泻剂

容积性泻剂：可应用的为食物性纤维素，包括可溶性纤维素（果胶、车前草、燕麦麸等）和不可溶性纤维（植物纤维、木质素等）。其起效慢但副作用小，安全，对妊娠便秘或轻症便秘有较好疗效，是轻度便秘孕产妇的首选药，但不适于作为暂时性便秘的迅速通便治疗。用法：一般认为一日膳食纤维总摄入量可达 40~50 克，但过多的膳食纤维将影响维生素和微量元素的吸收，因此建议每日总摄入量在 20~30 克为宜。每日从膳食中大约摄入 8~10 克膳食纤维（在摄入 500 克菜、250 克水果情况下），这样需补充的膳食纤维为 10~20 克。

渗透性泻剂：常用的药物有乳果糖、聚乙二醇 4000（福松）等，适用于对容积性泻剂疗效差的便秘患者。双糖类的果乳糖尤其适用。聚乙二醇 4000（福松）经动物实验证实无致畸作用，目前尚无孕妇使用福松的安全性方面的临床研究资料，故妊娠妇女需要在医生指导下使用。福松用法：每次 1 袋，每天 1~2 次；或每天 2 袋，一次顿服。每袋内容物溶于一杯水中后服用。服用福松后 24~48 小时显效。

2. 微生物制剂

微生态制剂具有多重作用来减少便秘的发生，包括可以降低肠腔内 pH 值，补充正常菌群，纠正肠道内菌群失调，增强肠蠕动，抑制腐败菌，促进食物的消化吸收，从而改善便秘情况。谭若春等运用双歧杆菌三联活菌胶囊治疗妊娠期便秘妇女 375 例，显效 299 例，有效 66 例。

3. 心理疗法

焦虑、抑郁等心理障碍可导致排便的异常，若使用抗抑郁药物可能会出现便秘的不良反应，但如果不积极干预，就可能形成便秘 - 心理障碍的恶性循环状态。故可以通过生物反馈疗法、支持疗法、认知行为治疗和放松疗法等治疗妊娠便秘。

五、妊娠心烦

中医的心烦相当于西医的焦虑症、抑郁症。

（一）病因及发病机制

目前，焦虑症、抑郁症的病因尚不明确。研究表明，焦虑症、抑郁症与遗传因素、个性特点、不良事件、应激因素、躯体疾病等均有关系，这些因素会导致机体神经 - 内分泌系统出现紊乱，神经递质失衡，从而造成焦虑、抑郁等症状的出现。与情绪密切相关的神经递质有 5-HT(5- 羟色胺)、NE(去甲肾上腺素)、DA（多巴胺）等。

5- 羟色胺是一种神经递质，能传递神经信息，控制情绪。其浓度过高会引起兴奋反应；浓度过低时，则易出现抑郁、焦虑、恐惧等。去甲肾上腺素为外周神经末梢释放的一种重要的神经递质。在人脑中，大部分交感神经节后纤维释放的递质为去甲肾上腺素，维持脑电和行为觉醒、血压、体温；参与情感、意识、食欲、性欲、生殖、肌张力等。去甲肾上腺素浓度过高会引起躁狂症，浓度过低可导致抑郁症。多巴胺属于儿茶酚胺类神经递质，是帮助神经细胞传送化学物质的神经递质。负责大脑的情欲、感觉，将兴奋及开心的信息传递。临床使用DA 前体、DA 激动剂、DA 受体激动剂，可治疗抑郁症，甚至将其转为躁狂症。DA 阻断剂可抗精神病，治疗躁狂发展。

妊娠特有焦虑、抑郁是指发生在妊娠期间的精神症状，可一过性出现，也可长时间存在。与一般性焦虑、抑郁不太相同，首先前者只发生于妊娠期的女性，Saisto T 等研究发现，妊娠特有焦虑和孕妇的个人特质有关，另外前者发生的严重程度较后者症状较轻，但是它的一系列连锁反应仍不可小觑。90% 左右的女性一生中至少有一次怀孕经历，妊娠是女性一生中的一次重大事件，对于女性来说既是一次成长，也是一次创伤。妊娠期的不良影响会影响女性的正常生活，还会影响幸福感和生理健康。大部分女性会处理好这一应激事件所带来的生理和心理的变化，但由于一些原因（如非计划妊娠、妊娠生理变化、工作经济压力、过度担心胎儿、胎儿性别期待、家庭不和谐等），一部分女性不能很好地适应、处理这些变化，因而产生焦虑或抑郁心理。严重者还会影响妊娠结局和子代健康。有研究表明，妊娠焦虑、抑郁会降低产妇的痛阈，使产妇对疼痛更加敏感，加重焦虑和不安，从而影响生产甚至出现一些突发事件，可引起胎膜早破、早产、难产、剖宫产，先兆子痫和胎儿窘迫、产后出血量增多等并发症的产生。另外，妊娠期出现抑郁症者的雌二醇和 5-HT 水明显降低。中枢神经递质 5-HT 减少、功能衰退是抑郁症主要的神经生物机制，缺乏 5-HT 与妊娠期妇女出现抑郁症、焦虑症的关系非常密切，提高妊娠期妇女的雌激素和 5-HT 的水平可以改善妊娠期抑郁症状况。

此外，生物、社会环境等诸多方面因素参与了焦虑症、抑郁症的发病过程。以上这些因素并不是单独起作用的，目前强调，遗传与环境或应激因素之间的交互作用以及这种交互作用的出现时点，在焦虑、抑郁症发生过程中具有重要的影响。

（二）西医诊断

患者血 HCG 检查为阳性，经盆腔超声确诊为宫内妊娠。主要表现为焦虑、恐惧、不安及情绪不稳定，伴有明显的自主神经及躯体症状，包括出汗、呼吸困难、颤抖及失眠等；或轻度至中度抑郁程度的非精神病心理疾病，自评相应量表结果也符合焦虑症或抑郁症的诊断。患者多具有腰酸腹痛、胎动下坠，或阴道少量流血等胎动不安症状并伴有心烦。

（三）妊娠焦虑的西医治疗

医务人员对患者要热情、诚恳并有耐心以取得患者的信任。反复向患者解释妊娠与分娩的生理过程，使其能了解并适应所发生的各种生理变化，树立其能做母亲的崇高责任和信心，主动克服困难，争取家属配合，对患者生活多加关心，为其创造一个轻松、温馨的环境。可酌情使用地西泮类抗焦虑药物。对症状严重者，则应在心理科或精神科医师指导下进行系统治疗。

（四）妊娠抑郁的西医治疗

通常来讲，对症状较轻的患者给予健康教育、支持性心理治疗即可，如既往有过轻中度发作，可给予认知行为治疗和人际心理治疗。重度或有严重自杀倾向的患者可以考虑抗抑郁剂治疗，当前孕妇使用最多的抗抑郁剂是 SSRI 类，应尽可能使用单一药物并考虑患者既往治疗情况。除帕罗西汀外，孕期使用 SSRI 类抗抑郁剂并未增加胎儿患心脏疾病和死亡的风险，但可能增加早产和新生儿低体重风险；SNRI 类药物和米氮平可能与发生自然流产有关。此外，有队列研究显示，孕晚期使用抗抑郁剂可能与产后出血有关。对于药物治疗无效或不适合的重度、伴精神病性及高自杀风险的患者可选用无抽搐电休克（MECT）治疗。

附录三

现代医学对围绝经期疾病的认识

一、围绝经期烘汗

（一）围绝经期烘汗的病理生理

围绝经期女性容易受到来自家庭、工作以及社会各方面的压力和影响，从而导致自主神经功能紊乱，出现围绝经期症状。另一方面，体温调节的神经递质至少有乙酰胆碱（ACh）、去甲肾上腺素（NE）和 5－羟色胺（5-HT）三种，ACh 和 5-HT 引起体温升高，NE 引起体温下降，通过对 PO/AH（视前区－下丘脑前部）神经元的拮抗作用维持体温恒定。女性进入围绝经期后，卵巢功能下降，雌激素水平明显下降，色氨酸及 5-HT 升高，多巴胺增多，一氧化氮（NO）和内皮素（ET）比例失调，ET 的缩血管效应随即减弱，而 NO 的舒血管效应却相比较增强，以致血管扩张，遂致烘汗。

（二）诊断

妇女已经进入卵巢功能开始衰退（一般 45~55 岁）到绝经后 1 年内的年龄段，出现规律性的阵发性发热汗出，或 1 天多次或 1 小时多次，且不伴人的体温变化，以局部特别是胸以上部位为主，且烘热的发生常伴有面赤。实验室检查示血清垂体卵泡刺激素（FSH）水平增高而雌二醇（E_2）水平下降。

（三）围绝经期烘汗症的治疗方案

1. 激素替代治疗（hormone replacement therapy，HRT）

激素替代疗法是目前治疗本病的主要方法。HRT 常用的是序贯和连续联合方案。序贯方案是按照月经的生理周期前半月服雌激素，后半月加服孕激素，停药后出现规律的撤退性出血，子宫内膜周期性脱落，从而可有效地预防子宫内膜癌，适用于年龄较轻、绝经早期及希望有月经样出血的妇女。此方法临床效果虽确切，但有严格的禁忌症，一部分患者不能使用；另外一部分患者虽适用于补充雌激素，但患者本人对西药有抵触心理且部分药物易产生药物依赖性，其药物代谢又增加了肝脏、肾脏等器官的负担，其治疗的长期安全性受到广泛质疑，《柳叶刀》的最新报道称激素替代治疗会导致卵巢癌和加速卵巢癌死亡的风险。同时也会增加子宫内膜癌、乳腺癌以及心脑血管疾病及血栓性疾病发生的危险性。

2. 心理疗法治疗

情绪辅助疗法受外界因素的影响很大，个体疗效差异较大，疗程较长，费用较高，难以普及推广。

二、围绝经期心烦

（一）围绝经期焦虑、抑郁的病理生理

女性在绝经前后由于卵泡数目急剧减少，导致体内性激素变化较大。雌激素水平降低，反馈调节使 FSH 水平上升，FSH 对卵巢过度刺激导致雌激素分泌增加，表现为雌激素水

平高于正常卵泡期水平，而当卵泡衰竭后，雌激素明显低于正常，故此时期的雌激素处于波动状态。实验证据证明，雌激素能促进神经元萌芽，促进大脑胆碱能活性，增加 5-HT 突出后膜的活性和 NA 的再摄取，抑制单胺氧化酶活性。另外，雌激素可诱导 5-HT 突触后脱敏可能是改善抑郁症状的基础。而过多补充雌激素还可能恶化心境，不恒定的机制可能是雌二醇的治疗能抑制单胺氧化酶，从而增加单胺（5-HT、NE 和 DA）能神经传导，发挥抗抑郁效应，但当长期大量使用时，又会耗竭维生素 B_6，而维生素 B_6 是 L- 芳香氨基酸脱羧酶的辅酶，它的耗竭可致脱羧酶活性下降，单胺合成减少，抑郁加重。此外，有学者认为促性腺激素释放激素的脉冲释放频率变低与抑郁的发生有关。

有学者提出了两个假说：①低孕激素假说：孕酮水平的降低是围绝经期焦虑症、围绝经期抑郁症的决定性因素；②雌激素假说：该假说认为雌激素较低时容易引起抑郁症的发生，故适量地补充雌激素可有效地缓解抑郁症状，而雌激素水平较高时则容易诱导产生围绝经期焦虑症，这就需要临床上应用雌激素治疗时应慎重选择剂量。此外，雌激素由高变低波动时，可致抑郁焦虑同时发生，变化多端，难以平衡。

（二）诊断

结合性激素检查结果判断患者是否处于围绝经期。主要表现为焦虑、恐惧、不安及情绪不稳定。所有检查结果均无异常。

（三）围绝经期焦虑症的西医治疗

医务人员对患者要热情、诚恳并有耐心以取得患者的信任。反复向患者解释，使其能了解并适应所发生的各种生理变化，主动克服困难，争取家属配合，对患者生活多加关心，为其创造一个轻松、温馨的环境。酌情使用地西泮类抗焦虑药物。激素替代疗法可有效缓解围绝经期相关症状。症状严重者则应在心理科或精神科医师指导下进行系统治疗。

（四）围绝经期抑郁的西医治疗

通常来讲，给予症状较轻的患者健康教育、支持性心理治疗即可，如既往有过轻中度发作，可给予认知行为治疗和人际心理治疗。激素替代疗法可有效缓解围绝经期相关症状。重度或有严重自杀倾向的患者可以考虑抗抑郁剂治疗。对于药物治疗无效或不适合的重度、伴精神病性及高自杀风险的患者可选用无抽搐电休克（MECT）治疗。

三、围绝经期失眠

（一）围绝经期失眠的病理生理

现代医学对围绝经期失眠进行了多项研究，但对于该病发病原因尚未有明确统一的说法，目前多认为是下丘脑－垂体功能退化，性激素分泌减少或波动为主因，多种因素综合作用的结果。

1. 雌激素分泌减少或波动

女性随着年龄的不断增长，卵巢的结构和功能均出现了老化，内分泌功能也逐渐下降，甚至是衰退。处于围绝经期的女性，其下丘脑－垂体功能逐渐退化，经历着卵巢功能衰退、雌激素水平降低这一生理过程。性激素分泌减少或波动较大可引起月经紊乱、潮热、自主神经功能失调及神经精神症状，是导致睡眠障碍的最主要原因。此外，研究表明雌激素对大脑皮层具有抑制作用，雌激素下降造成昼夜节律发生改变，会减少对大脑神经中枢的抑制作用，大脑相对兴奋就会出现失眠。

2. 血管舒缩功能紊乱

松果体对机体体温中枢具有调节作用，女性在围绝经期时，体内雌激素水平会逐渐下降，进而会影响到松果体对体温的调节，造成昼夜节律变化。由于血管舒缩功能的不稳定会导致面颈部、胸部皮肤发热，并伴有烘热汗出。夜间潮热与盗汗频繁发生会增加夜间睡眠觉醒次数，使睡眠片段化，进而扰乱了人体的正常睡眠规律，使其睡眠维持比较困难，可直接降低患者的睡眠时间和睡眠质量。

3. 5－羟色胺（5－HT）合成减少

5-HT 广泛分布于机体各组织，主要集中于下丘脑和松果体，具有调节人体体温、行为、情绪、食欲等生理作用。此外，5-HT 可以维持睡眠，减少睡眠觉醒次数，改善睡眠。近年来研究证实 5-HT 是真正具有睡眠调节功能的神经因子，被认为是助眠因子。雌激素能够参与调节体内色胺类神经递质代谢活动，能够增强 5-HT 的合成，促进 5-（HT）在中枢神经系统的转运，降低单胺氧化酶的活性，减少其对 5-HT

的分解。进入围绝经期后，女性体内雌激素水平呈低落状态，5-HT 分解增多而其合成减少，5-HT 助眠作用削减，故而可引起睡眠质量下降。

4. 褪黑素分泌减少

褪黑素（MT）是人体自然分泌的一种激素，由松果体合成并分泌释放，活性多样，作用广泛，能够调节人体生殖、内分泌、神经、中枢神经等多种系统。其具有夜晚分泌多，白昼分泌抑制的昼夜节律性，与睡眠觉醒节律十分相关，被称为生理性催眠剂。女性进入围绝经期后，不仅卵巢功能退化，松果体功能也逐渐衰退，褪黑素分泌会逐渐减少，从而导致睡眠障碍和睡眠中断。

5. 睡眠障碍与情绪障碍的双向相关性

5-HT 及其受体是与行为、情绪相关的主要神经递质受体，5-HT 的低水平性更容易产生焦虑、烦躁易怒、抑郁、健忘等情绪障碍，情绪障碍可导致失眠或早期觉醒等。负性情绪更容易出现在处于围绝经期的女性身上，此时期的女性情绪更易波动，产生紧张、敏感、易怒和消极等情绪，受这些不良情绪的影响，睡眠质量会严重下降。睡眠障碍和抑郁、焦虑等具有双向相关性，两者之间会互相影响，从而形成恶性循环。

6. 炎性因子过度表达学说

有研究指出，低水平的雌激素状态，可能会引起机体炎性因子高度表达，进而激活破骨细胞，使骨质过度吸收，加快骨量丢失，形成骨质疏松，可引发夜间骨关节、肌肉疼痛，从而影响睡眠。

7. 易感因素学说

生物－心理－社会现代医学模式重视社会心理因素在疾病诊治中的重要作用。围绝经期女性自身性激素下降是其身体不适的内在应激点，而社会、心理的因素是其外在应激点。围绝经期睡眠质量与患者自身的社会心理易感因素相关，包括患者的受教育程度、职业、经济基础、性格、人际关系、子女数量、家庭氛围、睡眠环境等。

综上，围绝经期睡眠障碍可能是多种因素通过多种途径间接或直接共同作用的结果，并非单一因素所致，其中主要与雌激素水平下降、围绝经期血管舒缩变化、围绝经期情绪障碍、应激反应增强、5- 羟色胺浓度降低、社会心理因素、绝经状态相关，其发病机制还有待于进一步的探究

（二）诊断

围绝经期不能获得正常睡眠，轻者入睡困难或睡而易醒，醒后不寐，连续 3 周以上，重者彻夜难眠。常伴有头痛头昏、心悸健忘、神疲乏力、心神不宁、多梦等。

（三）围绝经期失眠的西医治疗

1. 激素替代疗法

针对围绝经期雌激素下降的病因，通过外源性激素补充而调节体内激素水平。有研究表明，补充雌激素能改善围绝经期症状，减少睡眠时的潮热与盗汗次数与中途觉醒次数，延长睡眠总时间从而治疗失眠，但启动激素补充治疗有一定的治疗窗口期，且补充激素有很多的禁忌症。因此，围绝经期女性补

充激素时应权衡利弊，个体化选择治疗方案并遵循医嘱做好随访。

2. 镇静催眠药物

苯二氮及非苯二氮类药物。

3. 褪黑素受体激动药

短期服用褪黑素受体激动药疗效好，副作用小。但该药仅对褪黑素分泌减少所致睡眠障碍有效，对继发性睡眠障碍疗效并不大。

4. 心理疗法

心理疗法也是治疗失眠的常用方法，需要患者与治疗师的密切配合。

四、围绝经期便秘

（一）围绝经期便秘的病理生理

女性进入围绝经期后，一方面受到社会、家庭、工作、生活多方面的压力，家务、职务的负担，疾病、子女上学、照顾老人等使她们处于疲劳状态，内心和身体双重不适，使其精神、心理压力增加心理及精神压力大，刺激中枢神经系统，通过脑－肠轴影响肠道神经系统，使胃肠道的功能发生紊乱，进而引起便秘的发生；另一方面，女性进入围绝经期后，卵巢功能下降，雌孕激素水平下降，引起下丘脑内源性阿片肽的活力下降，对去甲肾上腺素的抑制性减弱，引起去甲肾上腺素的不稳定，雌激素水平下降，还可以引起血清 5-HT 水平降低，胃肠动力发生改变而引起便秘，或者是原有功能性便秘的患者在围绝经期内便秘程度可进一步加重。

（二）诊断

患者血 FSH>10u/L，血清雌二醇升高正常或降低（月经仍潮者于经期第 2~5 天测，已停经者检测时间无限定）。主要表现为排便次数减少，排便周期延长；或粪质坚硬，便下困难；或排便无力，出而不畅。患者常伴有腹胀、腹痛、头晕、脘闷嗳气、食欲不振、夜寐不安、心烦等症。患者还多表现为烘然而热，面赤汗出，烦躁易怒，失眠健忘，精神倦怠，头晕目眩，耳鸣心悸，腰背酸痛，手足心热，或伴有月经紊乱等围绝经期症状。

（三）围绝经期便秘的治疗

1. 一般治疗

摄入充足水分及足够的膳食纤维，纤维本身不吸收，能使粪便膨胀，刺激结肠动力；生活规律，适度运动、锻炼，有规律的有氧运动有助于缓解便秘，有利于肠道内气体的排出，改善腹胀；保持良好的精神状态，心情舒畅；培养定时排便的习惯，结肠活动在早晨醒来和早餐后是最为活跃的，建议患者在晨起或餐后 2 小时内尝试排便。

2. 药物治疗

容积性泻药：口服以后，吸收水分，增加粪便的含水量和体积，刺激肠蠕动而产生通便作用。常用的有欧车前、聚卡波非钙、非比麸等。

渗透性泻药：可增加肠内渗透压，增加粪便体积，降低粪便硬度，进而促进肠道运动而产生通便作用。常用药物有聚乙二醇、糖类（如乳果糖、甘露醇）和盐类（如硫酸镁、磷酸钠和磷酸氢二钠）。

促动力药：常用药物如西沙比利、普卢卡必利等，作用于胃肠道的 5- 羟色胺受体来增加肠道动力。研究表明，普卢卡必利（高选择性的5- 羟色胺受体激动剂）治疗便秘的效果明显。

微生态制剂：口服益生菌制剂可以增加肠道内有益菌的数量，对肠道致病微生形成竞争抑制的作用，对肠道的屏障保护起到维护作用，进一步调节肠道功能。目前常用益生菌要有双歧杆菌、乳酸杆菌等。

如果围绝经症状明显可适当加入激素治疗，缓解一系列症状从而改善生活质量。主要激素治疗方案：①雌激素制剂：如戊酸雌二醇，每日口服 0.5~2 毫克。②孕激素制剂：如天然孕激素制剂微粒化孕酮，每日口服 100~300 毫克。可选用雌激素单独治疗，也选用雌 - 孕激素联合：包括序贯用药和联合用药，两种用药又分周期性和连续性。③组织选择性雌激素活性调节剂：替勃龙，每日口服 1.25~2.5 毫克。

参考文献

[1] 赵力维. 论《金匮要略》妇人三篇的临床指导意义 [A]. 中华中医药学会仲景学说分会. 全国第二十一次仲景学说学术年会论文集 [C]. 中华中医药学会仲景学说分会：中华中医药学会，2013：4.

[2] 张建荣，张悦. 谈《金匮要略》对妇人病的学术贡献 [J]. 陕西中医药大学学报，2019，42（01）：78-80.

[3] Crespo Raiane P, Bachega Tania A S S, Mendonça Berenice B, et al.An update of genetic basis of PCOS pathogenesis. [J]. Archives of Endocrinology and Metabolism, 2018, 62（03）.：352-361.

[4] 乔杰，李蓉，李莉，等. 多囊卵巢综合征流行病学研究 [J]. 中国实用妇科与产科杂志，2013，29（11）：849-852.

[5] 东玉芳，马留璐，陈静，等. 多囊卵巢综合征病因病机及动物模型分析 [J]. 亚太传统医药，2019，15（08）：167-171.

[6] 张瑞，史惠蓉. 多囊卵巢综合征遗传易感性的研究进展 [J]. 国际妇产科学杂志，2012，39（02）：129-132.

[7] Melissa D Kahsar-Miller, Christa Nixon, Larry R Boots, et al.Prevalence of polycystic ovary syndrome（PCOS）infirst-degree relatives of patients with PCOS [J]. Fertility and Sterility, 2001, 75（01）：53-58.

[8] 杨柳. 社会心理因素对多囊卵巢综合征发生发展的影响 [D].

河北医科大学，2014.

［9］倪莉莉，靳镭. 白细胞介素 18 和白细胞介素 10 参与多囊卵巢综合征发病的初步研究［J］. 中国优生与遗传杂志，2010，18（07）：126–127+107.

［10］Henry Bohler, Sriprakash Mokshagundam, Stephen J Winters.Adipose tissue and reproduction in women［J］. FertilityandSterility, 2009, 94（3）：795–825.

［11］贺晓霞，王若光. 平衡阴阳法对多囊卵巢综合征雌雄激素的调节［J］. 湖南中医药大学学报，2016，36（02）：16–19.

［12］Zheng Yanhua, Stener-Victorin Elisabet, Ng Ernest H Y, et al.How does acupuncture affect insulin sensitivity in women with polycystic ovary syndrome and insulin resistance？ Study protocol of aprospective pilot study［J］. BMJ open, 2015,5（4）：1–7.

［13］王爽，杨洋博君，兰楠，等. 复方麦芽丸对多囊卵巢综合征大鼠雄激素受体及胰岛素受体基因表达的影响［J］. 中国中医药信息杂志，2016，23（05）：47–50.

［14］张雯，李娜，许朝霞. 多囊卵巢综合征的中医证治研究进展［J］. 世界科学技术 – 中医药现代化，2018，20（05）：810–815.

［15］张晶. 多囊卵巢综合征不同中医证型的特征及与临床指标的相关性研究［D］. 黑龙江中医药大学，2018.

［16］崔琳琳，陈子江. 多囊卵巢综合征诊断标准和诊疗指南介绍［J］. 国际生殖健康／计划生育杂志，2011，30（05）：

405–408.

［17］陈雯玥，任青玲. 运用"病痰饮者，当以温药和之"治疗多囊卵巢综合征经验探微［J］. 环球中医药,2018,11（12）：1974–1977.

［18］张志明. 清热化湿法干预小鼠病毒性肝炎湿热证 Toll 样受体通路的机理研究［D］. 广州中医药大学，2010.

［19］刘颖华，侯丽辉，郝松莉. 肥胖型多囊卵巢综合征的非药物治疗研究进展［J］. 中国中西医结合杂志,2013,33（12）：1713–1716.

［20］朱红梅，李君仪，洪燕珠. 中医诊治多囊卵巢综合征证型和用药规律文献讨论［J］. 中国中医基础医学杂志，2015，21（06）：710–712+717.

［21］赵微. 黄连素加丹参酮胶囊治疗痰瘀互结型 PCOS 患者的临床疗效观察［D］. 黑龙江中医药大学，2019.

［22］鹿群，赵璐璐. 多囊卵巢综合征主要鉴别诊断［J］. 中国实用妇科与产科杂志，2019，35（03）：271–274.

［23］熊小翠，覃鹏章. 古今医家对多囊卵巢综合征病因病机的认识［J］. 中西医结合研究，2015，7（03）：165–166+168.

［24］李丽，杜惠兰. 刘完素妇科学术思想初探［J］. 中国中医基础医学杂志，2017，23（10）：1360–1361+1444.

［25］张廉卿. 漫谈湿病［J］. 辽宁中医杂志，1982（06）：6–8.

［26］邹文君，李吉彦，解建国，等. 中医从痰论治肥胖型多囊卵巢综合征不孕进展［J］. 中国中医药现代远程教育，2019，17（16）：137–141.

［27］谈勇. 中医妇科学［M］. 北京：中国中医药出版社，2016.

［28］杨雨竹．中医药治疗原发性痛经综述［J］．辽宁中医药大学学报，2014，16（10）：211-213.

［29］宋蓉杰．原发性痛经的中医外治法研究进展［J］．中国中医药现代远程教育，2018，16（04）：149-150.

［30］刘晓利．中医治疗原发性痛经文献研究概况［D］．北京中医药大学，2016.

［31］郑美玲，秦竹，刘克锋．中医外治法治疗青少年原发性痛经临床观察［J］．中医学报，2014，29（10）：1541-1543.

［32］李小丽．中医药治疗寒凝血瘀型痛经概况［J］．湖南中医杂志，2012，28（03）：172-174.

［33］杨帆．女性痛经的发病机制及临床治疗［J］．医疗装备，2016，29（24）：203-204.

［34］李倩．从《内经》"治未病"理论切入探索原发性痛经先期服药法的镇痛机制［D］．成都中医药大学，2016.

［35］刘莹．原发性痛经发病机制及影响因素［J］．黑龙江科技信息，2017（05）：26-27.

［36］李姝婧，孙铭声，高树中，等．基于古代文献对痛经外治法的用药规律研究［J］．吉林中医药，2018，38（04）：382-385.

［37］孙玉阳，纪宏宇，陈博，等．原发性痛经的发病机制及中医药治疗的研究进展［J］．中国药师，2017，20（01）：144-147.

［38］马宝璋，齐聪．中医妇科学［M］．北京：中国中医药出版社，2012.

［39］郭琛英，马晓峰．《金匮要略》与《傅青主女科》论带下［J］.

河南中医，2017，37（07）：1133–1135.

［40］林玩福，杨学. 和肝法治疗带下病述要［J］. 辽宁中医药大学学报，2012，14（05）：75–77.

［41］吴颖，陈燕娥，陈绵. 坦洛新联合热淋清颗粒治疗绝经后女性尿道综合征疗效观察［J］. 现代中西医结合杂志，2019，28（14）：1530–1532+1536.

［42］吕共生. 托特罗定联合雌激素治疗绝经后女性尿道综合征的临床观察［J］. 山西医药杂志，2016，45（05）：583–584.

［43］宋立群. 绝经后妇女慢性单纯性尿路感染的研究进展［A］. 中华中医药学会肾病分会. 中华中医药学会第二十一届全国中医肾病学术会议论文汇编（下）［C］. 中华中医药学会肾病分会：中华中医药学会，2008：3.

［44］Chao‐HuaChuang，Jung‐NienLai，Jung‐DerWang，et al.Use of Coptidis Rhizoma and foetal growth：a follow‐up study of 9895 pregnancies［J］. Pharmacoepidemiology and Drug Safety，2010，15（3）：185–192.

［45］罗梅. 真武汤加减治疗羊水过多的临床观察［J］. 辽宁中医杂志，2004（06）：488.

［46］段淑珍. 半夏泻心汤加减治疗妊娠病举隅［J］. 河北中医，2003（05）：366–367.

［47］朱叶琼. 半夏碍胎浅析［J］. 中国中医药现代远程教育，2010，8（04）：20–21.

［48］张衍，单进军，徐建亚，等. 半夏妊娠毒性研究进展及新思路［J］. 中华中医药杂志，2016，31（03）：938–941.

［49］葛均波，徐永健，王辰. 内科学［M］. 北京：人民卫生出版社，2018.

［50］吴勉华，王新月. 中医内科学［M］. 北京：中国中医药出版社，2012.

［51］Body C, Christie J A.Gastrointestinal Diseases in Pregnancy: N ausea, Vomiting, Hyperemesis Gravidarum, Gastroesophageal Reflux Disease, Constipation,and Diarrhea［J］. Gastroenterol Clinics of North America, 2016, 45（02）: 267–283.

［52］李迪，潘晓娟，贺娟. 双歧三联活菌片与蒙脱石散治疗妊娠腹泻的随机对照研究［J］. 四川医学，2011，32（04）: 506–507.

［53］纪静，郑婷华. 妊娠期合并急性腹泻患者临床特点分析［J］. 华西医学，2017，32（01）: 37–41.

［54］Kevin W Garey, Zhi-DongJiang, Yashoo Yadav, et al. Peripartum Clostridium difficile infection : case series and review of the literature［J］. American Journal of Obstetrics and Gynecology, 2008, 199（04）: 332–337.

［55］杨照坤. 泄泻病证的古今文献研究与学术源流探讨［D］. 北京中医药大学，2008.

［56］王婧玮. 姚美玉教授治疗胎动不安合并泄泻用药规律的研究［D］. 黑龙江中医药大学，2016.

［57］齐慧芝，陈俊红. 穴位按摩对妊娠合并胃肠炎的干预效果观察［J］. 中国医药指南，2015，13（28）: 191–192.

［58］王玉冰. 腹泻的饮食疗法和中医辨证施护心得［J］. 中外医疗，2012，31（11）: 136.

［59］张凤茹，冯广义，宋培铎，等．围绝经期潮热的中医临床研究进展［J］．中医药临床杂志，2018，30（10）：1955-1957.

［60］胡随瑜，尤劲松，向群辉，等．地贞颗粒对"更年期"拟阴虚内热证模型大鼠的影响［J］．中药新药与临床药理，2000，11（03）：143-145.

［61］范红霞，万力生，黎烈荣．更年安怡片对去卵巢大鼠脑组织中单胺类神经递质含量的影响［J］．中医研究，1999，12（06）：11-13.

［62］黄艳红，叶雪清，袁淑兰．外周血儿茶酚胺在更年期综合征发病中作用的研究［J］．中国病理生理杂志，1994，10（06）：586，658.

［63］王大增，朱燕青，李燕萍，等．更年舒治疗妇女更年期综合征的临床及实验研究［J］．中国中西医结合杂志，1994，14（07）：396-399.

［64］尤劲松，胡随瑜，向群辉，等．地贞颗粒对更年期拟阴虚内热证大鼠儿茶酚胺递质及促性腺激素水平的影响［J］．湖南医科大学学报，2001，26（01）：33-36.

［65］章秋，孙桂华，汪延华，等．绝经后妇女利维爱治疗前后血浆 β-内啡肽变化［J］．生殖医学杂志，1998，7（01）：22-24.

［66］王跃清，李俊霞，刘文枝．β-内啡肽对更年期妇女潮热的影响［J］．实用妇产科杂志，1999，15（06）：321.

［67］张俊；吴节．针灸治疗产后身痛临床选穴规律研究［J］．山西中医，2019，35（07）：50-51+58.

［68］王淑敏. 穴位蛋白埋线治疗经行身痛 58 例疗效观察［J］. 光明中医，2009，24（04）：747–749.

［69］张婉瑜，丁影，徐白甫. 从血论治产后身痛的重要性及艾灸治疗的优势［J］. 中国中医药现代远程教育，2019，17（16）：132–134.

［70］王婧，石婷婷，李楠，等. 中医熏蒸治疗风寒型产后身痛的临床疗效观察［J］. 实用妇科内分泌电子杂志，2019，6（17）：32–33.

［71］谢幸，苟文丽. 妇产科学（第 8 版）（“十二五”普通高等教育本科国家级规划教材）［M］. 北京：人民卫生出版社，2013.

［72］李曰庆，何清湖. 中医外科学［M］. 北京：中国中医药出版社，2012.

［73］姚美玉，王斐繁，张灵娟，等. 脉血康胶囊在妇科领域的临床应用探讨［J］. 实用妇科内分泌杂志（电子版），2018，5（03）：1–2+4.

［74］付丽媛. 益肺止咳汤治疗妊娠咳嗽的临床观察［D］. 黑龙江中医药大学，2017.

［75］关晓雪. 姚美玉教授治疗妊娠咳嗽的用药规律研究［D］. 黑龙江中医药大学，2016.

［76］聂玲辉，孙升云，何玲，等. 沈英森治疗妊娠咳嗽经验［J］. 四川中医，2012，30（03）：7–8.

［77］蔡丽菁，姚美玉，王欣欣，等. 桑菊饮加味治疗外感妊娠期咳嗽［J］. 黑龙江医药，2014，3（27）：617–618.

［78］韦宜含，马君. 陶凯教授治疗妊娠咳嗽经验［J］. 吉林中医

药，2018，38（11）：1261–1263.

［79］虞慧君，张小芬，陆艳. 车前番泻颗粒治疗前置胎盘孕妇便秘的疗效观察［J］. 海峡药学，2010，22（06）：146–147.

［80］陈海亮，庄华章，陈晓燕. 孕产妇便秘发病影响因素及预防措施［J］. 中国医药导报，2010，7（24）：140–141.

［81］吕海丽. 蜜煎导治疗妊娠便秘的临床观察［J］. 中国民间疗法，2018，26（07）：28–29.

［82］谭若春，黎清婵，何丽平. 双歧杆菌三联活菌胶囊治疗妊娠期便秘的疗效观察［J］. 现代医院，2008（06）：59–60.

［83］李磊，孙广仁，张庆祥，等."气机升降"在"肺合大肠"关系中的生理意义［J］. 山东中医杂志，2013，32（10）：699–700+710.

［84］孙爱萍. 浅论脾胃是气机升降之枢纽［J］. 中医函授通讯，1986（02）：580–581.

［85］吕海丽. 蜜煎导治疗妊娠便秘的临床观察［J］. 中国民间疗法，2018，26（07）：28–29.

［86］孙建梅，李慧，田耀洲. 便秘型肠易激综合征中西医机制研究进展［J］. 辽宁中医药大学学报，2017，19（03）：94–97.

［87］郭伟，朱凤池，杨静. 聚乙二醇4000散联合乳果糖治疗妊娠便秘的临床疗效［J］. 中国计划生育学杂志，2019，27（02）：189–191+195.

［88］梅海云，时良玺.《伤寒论》烦躁证治探赜［J］. 江苏中医药，2017，49（11）：9–11.

［89］徐炎，储全根.《伤寒论》烦躁症治探析［J］. 安徽中医药大学学报，2015，34（05）：7-9.

［90］周伯灏. 调神针法结合帕罗西汀治疗广泛性焦虑症的临床观察［D］. 广州中医药大学，2015.

［91］张邱岩，杨家乐. 中医治疗妊娠心烦的研究进展［J］. 甘肃医药，2015，34（01）：39-41.

［92］程新慧，刘奇，张承舜，等. 焦虑症的针灸临床治疗及选穴特点分析［J］. 时珍国医国药，2015，26（02）：431-433.

［93］张银萍，张东花，韩蓁. 焦虑与妊娠［J］. 国外医学（妇幼保健分册），2003，14（06）：337.